Bahram Alamdary Badlou

As plaquetas na saúde e nas doenças

Bahram Alamdary Badlou

As plaquetas na saúde e nas doenças

ScienciaScripts

Imprint

Any brand names and product names mentioned in this book are subject to trademark, brand or patent protection and are trademarks or registered trademarks of their respective holders. The use of brand names, product names, common names, trade names, product descriptions etc. even without a particular marking in this work is in no way to be construed to mean that such names may be regarded as unrestricted in respect of trademark and brand protection legislation and could thus be used by anyone.

Cover image: www.ingimage.com

This book is a translation from the original published under ISBN 978-3-659-85606-8.

Publisher:
Sciencia Scripts
is a trademark of
Dodo Books Indian Ocean Ltd. and OmniScriptum S.R.L publishing group

120 High Road, East Finchley, London, N2 9ED, United Kingdom
Str. Armeneasca 28/1, office 1, Chisinau MD-2012, Republic of Moldova, Europe
Managing Directors: Ieva Konstantinova, Victoria Ursu
info@omniscriptum.com

Printed at: see last page
ISBN: 978-620-3-47996-6

Índice:

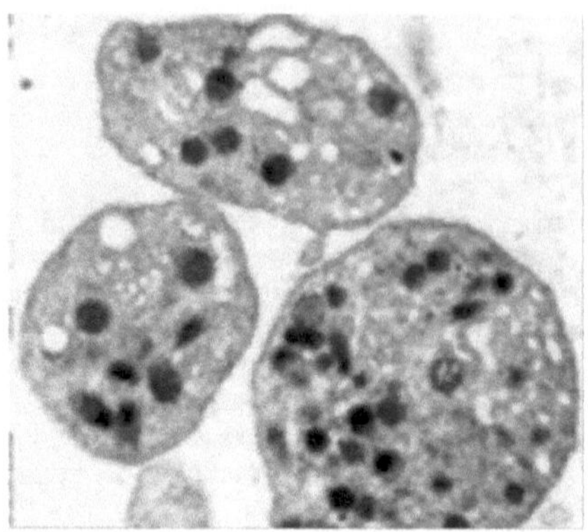

Dr. Bahram Alamdary Badlou
Doutoramento em Hematologia-Medicina Transfusional-Plaquetas
Drs. Biologia Médica - Ciências da Transplantação - Coração Experimental com RMN

Biografia do autor

Bahram Alamdary Badlou nasceu em Teerão, no Irão, em 1964. Após o ensino secundário no Irão, foi para o exército durante dois anos. Em maio de 1992, começou a estudar Medicina na Universidade Livre de Amesterdão (VU-Amsterdão) e, após dois anos, optou por prosseguir os seus estudos em Biologia Médica na Faculdade de Medicina do Centro Médico Universitário de Utrecht, tendo concluído o seu mestrado em Biologia Médica-Ciências de Transplantação-Cardiologia Experimental com NMR1999.

Como programa de estudos menor, durante 6 meses, estudou a "Alquil-Dihidroxiacetonofosfato Sintase, uma enzima peroxisomal envolvida na síntese de lípidos de éter" na Faculdade de Química da Universidade de Utrecht (1998). Como programa principal, durante 9 meses, estudou o "paradoxo do cálcio no coração do rato por RMN" e a sua tese foi um estudo bibliográfico sobre "os efeitos da insulina durante e após a insuficiência cardíaca" (1999). Durante este período desenvolveu soluções cardioplégicas para prevenir danos no coração isolado de rato durante o transporte e transplante de coração.

Está autorizado a trabalhar com materiais e equipamentos radioactivos de grau 4B, de acordo com a lei holandesa TU Delft, certificado Stcrt nr.227 em 4 de dezembro de 1997. Também está autorizado a efetuar experiências com animais, de acordo com o artigo 9 da lei holandesa Stb.1985, 336 certificado em 7 de março de 1997. Depois trabalhou durante 6 meses como Professor de Patologia e Fisiopatologia no Assay Institute em Roterdão Norte, Países Baixos. Em seguida, trabalhou como Investigador Associado num projeto da Unilever em associação com a Faculdade de Química de Utrecht, intitulado "O Bio-remédio dos antioxidantes, chegando a um acordo com a medição da peroxidação lipídica e

avaliando a eficácia antioxidante" num estudo ex-vivo e in vitro com o fluorímetro Tecan spectra, para prevenir o envelhecimento de fibroblastos de rat-1 (1999 a 2002). Entre fevereiro de 2002 e 2006, foi contratado como estudante de doutoramento no Sanquin Blood bank NW para estudar a "preservação prolongada de plaquetas por supressão metabólica". Pela primeira vez, conseguiu colocar as plaquetas em estado de hibernação durante mais de 18 dias, de forma reversível. Os seus estudos-piloto revelaram que, através dos seus ajustamentos metabólicos nos bancos de sangue, os concentrados de plaquetas podem ser armazenados durante 18 dias. Após todas as abordagens metabólicas em concentrados de plaquetas frescos e antigos (mais de 3 dias) armazenados, também mostrou que a energia metabólica e a redução da glicose diminuíram a libertação de LDH e PFA (Timori e Badlou et al 2014). Todas as abordagens metabólicas acima mencionadas, apesar da preservação de sacos de plástico de diferentes empresas com diferentes permeabilidades de troca gasosa e capacidades de tamponamento de pH, mostraram que o melhor método para prevenir de uma só vez todas as lesões de membrana, processos apoptóticos e processos de degradação nos concentrados de plaquetas humanas armazenadas é a nova abordagem do método do Dr. Badlou até 2016. O Dr. Badlou está agora ocupado com a construção de novas instalações para construir um novo Hospital Académico de plaquetas para utilizar plaquetas e produtos derivados do plasma rico em plaquetas na saúde e nas doenças. A atenção centrar-se-á sobretudo nos departamentos de trombose e hemostase, doenças hemorrágicas, Medicaid e Medicare de mulheres e crianças, tratamento de doentes relevantes com tecnologias PRP em combinação com células estaminais.

Capítulo 1

Introdução geral

1.1. Formação e sobrevivência das plaquetas

As plaquetas são células anucleadas que surgem na medula óssea a partir dos megacariócitos sob controlo da trombopoietina (TPO).[1] Após a maturação dos megacariócitos, formam-se pró-plaquetas e o citoplasma fica demarcado em campos plaquetários (Figura 1). As plaquetas são libertadas para a circulação através de um processo de fragmentação megacariocítica.[2] A idade mínima das plaquetas é de cerca de 9 dias e a máxima de cerca de 19 dias.[3] Normalmente, dois terços das plaquetas libertadas da medula óssea permanecem na circulação periférica; as restantes ficam sequestradas no baço e são livremente permutáveis com as plaquetas circulantes.[1;3] Smith[4] postulou que, em doentes com esplenomegalia, uma maior percentagem de plaquetas é sequestrada no baço, podendo desenvolver-se trombocitopenia periférica. Existe

Existe uma relação direta entre a massa de megacariócitos na medula óssea e a taxa de libertação de plaquetas para a circulação.[2] Quando a medula óssea é estimulada ao máximo, pode aumentar a produção de plaquetas seis vezes.[5] Quando as plaquetas são rapidamente destruídas, o aumento da libertação de plaquetas para o sangue periférico apresenta um atraso de aproximadamente 5 dias. Mesmo assim, a trombocitopenia pode continuar se a taxa de produção de plaquetas não conseguir acompanhar a taxa de destruição de plaquetas.[4]

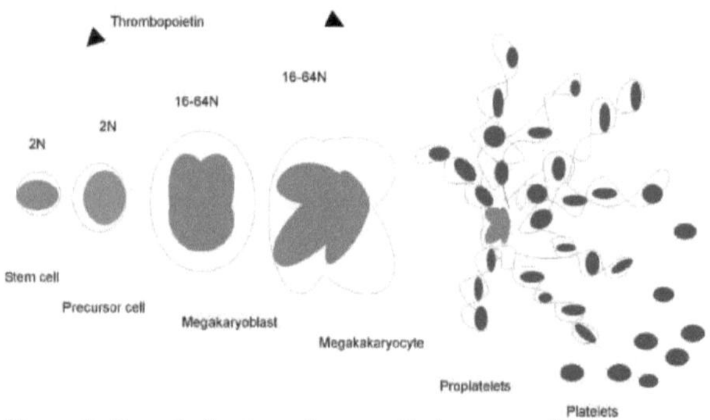

Figura 1. Geração de plaquetas a partir de megacariócitos

1.2. Funções das plaquetas

Na hemostase, as plaquetas desempenham quatro papéis principais:

1) As plaquetas impedem a hemorragia de vasos sanguíneos cortados.[6] Quando as plaquetas encontram uma perturbação na superfície endotelial, aderem, agregam-se e impedem a perda excessiva de sangue. 7;8

2) Fornecem fosfolípidos que actuam como superfície catalítica para a cascata de coagulação ;

3) Libertação de factores de crescimento

4) Libertação de proteínas antimicrobianas

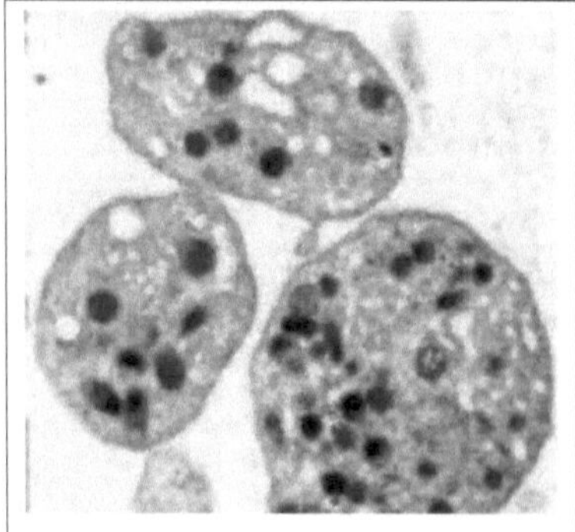

Figura 2. Plaquetas em estado de repouso

As plaquetas permanecem em estado de repouso através da libertação de NO e PGI2 do endotélio (Figura 2). Isto mantém as plaquetas num estado de repouso ao induzir a formação de GMP cíclico (cGMP) e AMP (cAMP), que são os principais segundos mensageiros inibitórios.[9] Outros activadores de um aumento de cAMP são a prostaglandina E1 (PGE1), PGE2, PGD2, PGI2 e adenosina.[9-11]

Após a ativação por agentes estimulantes, as plaquetas sofrem uma rápida transição de forma, passando de uma morfologia discoide para esferas com pseudópodes.[12] A lesão da íntima associada à desnudação endotelial e à rutura da placa expõe o colagénio subendotelial e o fator de von Willebrand (vWF), que suportam a adesão e ativação imediatas das plaquetas.[13] As plaquetas são extremamente sensíveis a alterações no ambiente.

Uma variedade de estímulos, tais como activadores fisiológicos, superfícies artificiais, stress mecânico, baixas temperaturas e fármacos, induzem uma transformação de disco em esfera.[12;14;15] As respostas das plaquetas começam com a ligação do complexo da glicoproteína (GP) Ib-IX-V ao vWF na parede do vaso lesado. As plaquetas em movimento abrandam por adesão ao vWF exposto e sofrem alterações de forma (Figura 3).[16]

Os receptores de adesão específicos das plaquetas medeiam estas interações. Outras glicoproteínas de membrana, como o recetor de colagénio GP VI, desencadeiam a ativação das plaquetas. O envolvimento da GPIb-IX- V ou da GP VI leva, em última análise, à agregação plaquetária mediada pela integrina, aIIbβ3 (GPIIb-IIIa).[16-18] Após o espalhamento, as plaquetas começam a libertar ADP e TXA2.[17] Subsequentemente, inicia-se a geração de trombina, que é um fator trombogénico muito forte. As plaquetas formam agregados estáveis e selam a parede do vaso danificado.[19] Após a retração do coágulo, inicia-se a fibrinólise que dissolve a rede de fibrina e abre espaço para os processos de cicatrização de feridas.[19;20]

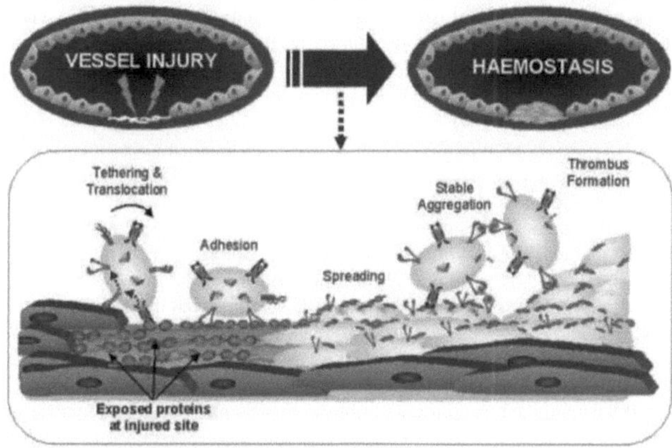

Figura 3. Função das plaquetas na vasculatura

1.3. Citoesqueleto e organelos das plaquetas

As plaquetas contêm dois esqueletos principais: 1) o esqueleto membranar e 2) o citoesqueleto. As proteínas contrácteis são constituídas por actina (tanto na forma globular como filamentosa) e miosina[2]. A actina filamentosa (F-actina) é encontrada principalmente perto da membrana plasmática. A miosina encontra-se maioritariamente no citosol das plaquetas. Nas plaquetas em repouso, 40% da actina existe sob a forma de actina F-21;22, que não é altamente reticulada. '

A ativação das plaquetas altera a estrutura do esqueleto da membrana através de uma ação dependente de Ca^{2+} proteólise[22] da proteína de ligação à actina.[21-23] A rutura do esqueleto da membrana causa uma diminuição da estabilidade na bicamada lipídica e um aumento da mobilidade das glicoproteínas da membrana. 23;24

Isto permite a mudança de disco para esfera. ' Quando as plaquetas são estimuladas, a reticulação aumenta e ocorre a polimerização da actina globular (G-actina).[14;21] Para além dos filamentos de actina citoplasmáticos, as plaquetas contêm um esqueleto membranar, que é composto por filamentos curtos de actina reticulados pela proteína de ligação à actina.[24] Este esqueleto membranar suporta a membrana plasmática e está ligado à membrana plasmática principalmente pela GPIb-V-IX 14;21;24

complexo. " A fosforilação das cadeias leves de miosina faz com que a molécula de miosina se associe aos filamentos de actina.[23] Além disso, as plaquetas contêm os microtúbulos, que consistem em tubulina. Está presente na periferia da plaqueta, logo abaixo do esqueleto da membrana.[25;26] Quando o microtúbulo é rompido por um aumento de $[Ca^{2+}]i$ ou exposição ao frio, as plaquetas mudam de forma.[14;27] A mudança de forma ocorre em pequenos aumentos de Ca^{2+}, enquanto a agregação e a secreção de grânulos ocorrem em níveis mais altos de Ca^{2+}.[28] Isso indica que os microtúbulos também são importantes para a manutenção da forma das plaquetas.

1.4. As plaquetas contêm três tipos diferentes de grânulos de secreção

As plaquetas contêm três grânulos de secreção principais: 1) grânulos a- 2) grânulos densos e 3) grânulos lisossómicos. O conteúdo do grânulo a pode ser dividido em proteínas específicas das plaquetas e proteínas não específicas das plaquetas. Estas proteínas estão envolvidas na promoção da hemostase e na reparação dos tecidos.[29] O lado interno da membrana dos grânulos a contém o complexo GPIIb/IIIa e P30 31

selectina. Ambas as proteínas são expostas na membrana plaquetária aquando da secreção.

A P-selectina é um bom marcador para a ativação plaquetária porque, no estado de repouso, não é expressa à superfície. A sua expressão à superfície está correlacionada com a libertação do conteúdo dos grânulos a. A P-selectina 32;33

não pode ser re-internalizado após a secreção. ׳

O segundo grânulo importante é o grânulo denso, que contém principalmente Ca^{2+}, 34;35

pirofosfato inorgânico, ATP, ADP, serotonina e catecolaminas. ׳O ADP e a serotonina desempenham um papel importante na amplificação da resposta plaquetária. A importância dos grânulos densos é ilustrada na deficiência hereditária e adquirida do pool de armazenamento.[36;37] Ambas as doenças são caracterizadas por uma depleção do conteúdo dos grânulos densos e esta deficiência leva a um defeito na fase secundária da agregação e a uma tendência para a hemorragia.[38] Os grânulos lisossómicos são organelos celulares comuns, que desempenham um papel no sistema de degradação celular, bem como em processos autolíticos.

1.5. Mitocôndrias de plaquetas

As mitocôndrias das plaquetas são um importante compartimento subcelular e são responsáveis pela fosforilação oxidativa. As mitocôndrias das plaquetas são constituídas por uma membrana externa, um espaço intermembranar, uma membrana interna e a matriz. A produção de energia resulta do transporte de electrões da matriz para o espaço intramembranar, levando à fosforilação do ADP em ATP. Neste processo, o oxigénio serve como acetor de electrões. A síntese oxidativa de ATP está associada a fluxos de protões transmembranares.

O fluxo de electrões de NADH ou FADH2 para O2 através de complexos proteicos localizados na membrana interna leva ao bombeamento de protões para fora da matriz mitocondrial. A energia metabólica é gerada pela conversão de ácidos gordos em CO2. Embora a taxa de ressíntese de ATP varie entre diferentes dadores, a disponibilidade real de energia está presente nos níveis de estado estacionário de ATP metabólico (ATPm) e ADP metabólico (ADPm). Um melhor reflexo do estado energético da célula é o rácio de carga energética do adenilato, AEC = (ATP + % ADP)/(ATP + ADP + AMP). Este conceito foi desenvolvido por Atkinson[39;40], que descreveu a energia armazenada nos reagentes da reação da adenilato quinase (Figura 4). A AEC é um marcador muito sensível do estado energético da célula. As plaquetas normais têm uma AEC de 0,92 a 0,94.[41] Quando este parâmetro é reduzido pela inibição gradual da ressíntese de ATP, as respostas plaquetárias 37

queda. Por exemplo, uma descida para 0,8 é acompanhada por uma inibição de 50% da secreção de hidrolase ácida.

Para uma inibição semelhante da secreção de grânulos densos e a, o rácio AEC deve cair para 0,65, 37;42 enquanto que para uma inibição de 50% da agregação é necessária uma AEC inferior a 0,55. ׳ Assim, a

As diferentes respostas das plaquetas mostram uma necessidade energética diferente, tanto no que diz respeito ao nível de ATP metabólico como ao rácio AEC. Akkerman et al. descreveram que a importância relativa da AEC e da ATPm pode ser estudada numa vasta gama, incubando plaquetas com inibidores da respiração mitocondrial e da fosforilação oxidativa num meio pobre em glucose.

O fornecimento subóptimo de O2 também reduziu os níveis de ATPm e ADPm e aumentou a produção de lactato, levando a uma queda do pH extracelular (Figura 5).[44] Os citocromos B e C desempenham um papel fundamental como transportadores de electrões na cadeia respiratória das plaquetas durante o repouso e a ativação. A antimicina A bloqueia o transporte de electrões do citocromo B para o C (Figura 4).

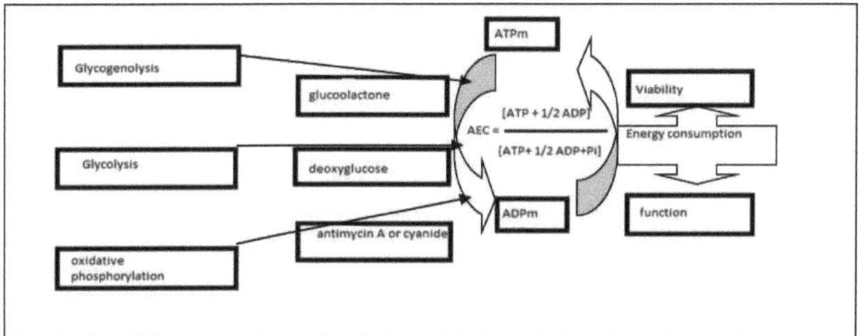

Figura 4 Supressão metabólica por diferentes inibidores, adaptado de Akkerman et al. 1985. Carga de energia do adenilato (AEC)

Em comparação com outros tipos de células, as plaquetas não estimuladas têm uma elevada taxa de produção e consumo de energia. Isto é excecional para uma célula que carece de um número de processos de consumo de energia que são comuns noutras células, por exemplo, a síntese de proteínas, a biossíntese de hidratos de carbono complexos, etc. Isto levou à hipótese de que as plaquetas em repouso acumulam uma reserva de energia que é libertada durante a agregação e a secreção.[45;46;37] A este respeito, o papel da actina é de especial importância, uma vez que sofre um ciclo rápido de polimerização-depolimerização.[46;47] As plaquetas ressintetizam o ATP metabólico na glicogenólise, glicólise e fosforilação oxidativa e consomem a energia armazenada no ATP metabólico nos vários processos de utilização de energia presentes nas plaquetas não estimuladas (consumo de energia basal). Durante a mudança de forma, a agregação e a secreção, o consumo de energia aumenta (consumo de energia incremental). O equilíbrio entre a produção e o consumo de energia é representado pela AEC. A energia contida no ATP e no ADP é expressa em equivalentes de ATP (ATPeq), em que 1 ATPeq representa a energia libertada na conversão de 1 mole de ATP em 1 mole de ADP.

A supressão rápida da ressíntese do ATP é conseguida através de inibidores metabólicos, cada um deles específico para uma determinada via (gluconolactona, desoxiglicose, antimicina A). Isto provoca uma diminuição rápida do ATP metabólico e, posteriormente, do ADP metabólico. Uma caraterística importante das plaquetas com produção e consumo de energia reduzidos é que as células perdem a sua capacidade de resposta aos agentes activadores. Aparentemente, em condições de disponibilidade limitada de energia, as prioridades são definidas para preservar a integridade celular em detrimento das funções celulares. Assim, é possível prevenir a ativação das plaquetas através da supressão metabólica transitória e restaurar a funcionalidade antes da infusão através da restauração do fornecimento de energia.

As plaquetas preservam a sua energia rapidamente acessível sob a forma de ATP e ADP metabólicos (ATPm e ADPm), por oposição ao ATP e ADP armazenados nos grânulos densos, que não estão acessíveis a funções que exigem energia.[45] Com glicose e O2 suficientes no plasma, a atividade glicolítica e mitocondrial combinada é suficiente para manter níveis estáveis de ATPm e ADPm e uma carga energética de adenilato AEC óptima.[41;48]

A ausência de glicose compromete os parâmetros energéticos óptimos e prejudica as funções plaquetárias.[49]

Em condições de hipóxia prolongada, as mitocôndrias e as capases plaquetárias são diretamente 48-51 envolvidos na apoptose plaquetária.

Em condições ricas em O2, a glicólise é suprimida (efeito Pasteur); inversamente, em condições pobres em O2, a glicólise não é suprimida e a produção de lactato aumenta (efeito Crabtree) (Figura 5). Genova et al. descreveram que as mitocôndrias são fortes produtoras de espécies reactivas de oxigénio (ROS) e, ao mesmo tempo, vulneráveis aos danos oxidativos produzidos pela sua ação sobre 52;53 lípidos e proteínas.

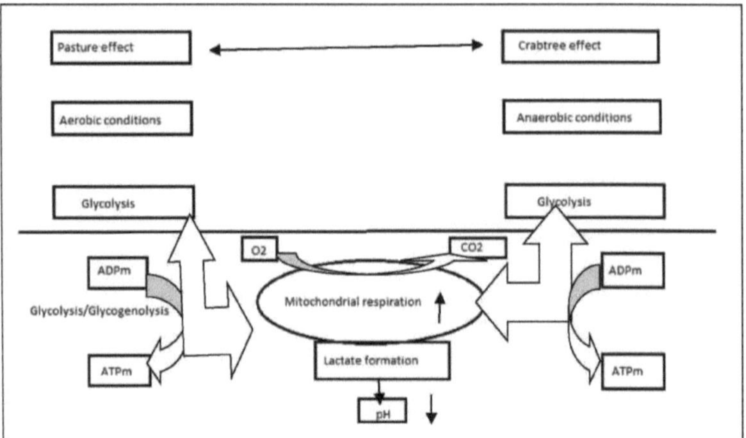

Figura 5 Produção de energia metabólica pelas plaquetas. A energia metabólica de acesso rápido é constituída por ATP metabólico (ATPm) e ADP (ATPm).

Em particular, os danos no ADN mitocondrial induzem alterações nos polipéptidos codificados por este ADN nos complexos respiratórios, resultando numa diminuição da transferência de electrões e em mais 52;53 produção de ERO. Esta deficiência da capacidade energética mitocondrial é considerada uma das causas do envelhecimento celular. O complexo I, seria a enzima mais afetada pelos ERO, uma vez que contém 52 sete das 13 subunidades codificadas pelo ADN mitocondrial.

Leytin et al propuseram a ideia de que as mitocôndrias das plaquetas podem ser um importante alvo apoptótico durante o isolamento e o armazenamento prolongado.[54]

Além disso, tem sido sugerido que a depleção de factores de crescimento ou o tratamento com estímulos apoptóticos induz artificialmente as células anucleadas a sofrerem caraterísticas apoptóticas que são indistinguíveis das da sua célula nucleada progenitora durante a apoptose.[54;55] Por conseguinte, a evidência colectiva até agora sugere que nas plaquetas a apoptose pode ser induzida pelas mitocôndrias.[56]

Após exposição crónica a vários estímulos nocivos, a função mitocondrial das plaquetas diminui[53] , por exemplo após: exposição prolongada ao frio (< 15°C);[57-59] exposição a concentrações elevadas de inibidores mitocondriais, por exemplo, cianeto e antimicina A;[51] ou por um aumento do lactato 6052;53 durante uma condição anaeróbia prolongada.

5.6. Receptores plaquetários envolvidos na função e sobrevivência das plaquetas

As plaquetas contêm diferentes receptores e fosfolípidos envolvidos na função plaquetária. Os principais receptores de membrana são: Complexo GPIb-V-IX (recetor de vWF), GPIIbIIIa (recetor de fibrinogénio), GPVI (recetor de colagénio). O principal fosfolípido envolvido na atividade pró-coagulante das plaquetas é a fosfotidil serina (PS), que no estado de repouso é mantida no folheto interno da membrana plasmática por processos dependentes de energia e de Ca^{2+}. A principal molécula adesiva expressa do grânulo a para a superfície das plaquetas após a ativação é a P-selectina. O complexo GPIb-V-IX está presente na superfície das plaquetas e é composto por 4 subunidades transmembranares: GPIba (135 KD, 610 resíduos), GPIbe (25kD, 181 resíduos), GPV (82 kDa, 544 resíduos) e GPIX (22kD, 160 resíduos) na proporção de 2:2:1:2.[61,62] O complexo completo é formado no retículo endoplasmático e transportado para o Golgi para modificações adicionais. O complexo GPIb-V-IX é altamente glicosilado (Figura 6). A GPIb representa a principal sialoglicoproteína na membrana plasmática das plaquetas e os diferentes oligossacáridos ligados a N e O, que são domínios de ligação a ligandos, estão localizados principalmente na subunidade a da GPIba.[61]

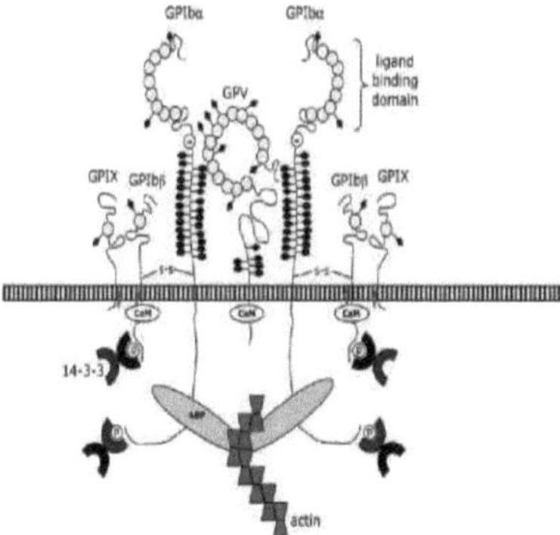

Figura 6 Modelo do complexo GPIb-V-IX adaptado de Canobbio et al. 2004. A cauda citoplasmática de GPIba e GPIbp é constitutivamente fosforilada. Calmodulina (CaM), proteína adaptadora 14-3-3 (14-3-3) que tem um sítio de pós-fosforilação (P), proteína de ligação à actina (ABP), monossacáridos ligados a N (-♦), N-acetil glucosamina (GlcNAc), monossacáridos ligados a O (--)

A serina C-terminal da GPIba é constitutivamente fosforilada e está sob o controlo da proteína quinase A dependente do AMPc. Canobbio et al[61] descreveram que os domínios citoplasmáticos das subunidades simples da GPIba interagem com a proteína de ligação à actina do citoesqueleto e com as proteínas adaptadoras 14-3-32. As subunidades p da GPIb contêm oligossacáridos ligados a N que estão ligados covalentemente à GPIba e não covalentemente à GPIX. O domínio citoplasmático da GPIbp interage com a calmodulina e com a proteína adaptadora 14-3-32.[17] A GPV é composta por um domínio extracelular com 15 repetições ricas em leucina (LRRs), um único domínio transmembranar e uma cauda citoplasmática de 16 aminoácidos.[63;64] A cauda citoplasmática da GPV associa-se também à calmodulina e à proteína 14-3-32.[17] A GPV liga-se à GPIba através dos domínios de ligação do ligando e dos diferentes oligossacáridos ligados a N e O. A GPIb nas plaquetas pode também mediar a ligação plaqueta-endotélio ou 17

adesão de plaquetas-leucócitos através do reconhecimento de P-selectina ou Mac-1, respetivamente.

A P-selectina (também conhecida como CD62p, GMP-140 e PADGEM) é um componente da membrana dos grânulos que se torna expresso à superfície depois de os agentes activadores induzirem a exocitose dos grânulos de secreção.[65;66] Medeia a ligação das plaquetas aos leucócitos *in vitro* e *in vivo*.[66-68] Outra caraterística importante da ativação plaquetária é o aparecimento na membrana de fosfolípidos carregados negativamente, como o PS.[69;70] O PS também é exposto em células que entram em apoptose (50;54;71-73

A exposição ao PS pode formar sítios de reconhecimento para a destruição de plaquetas senescentes e um mecanismo semelhante 71;72;74;75 pode remover as plaquetas armazenadas da circulação. ˑ˙˙

1.7. Preservação prolongada da viabilidade e função das plaquetas

O armazenamento de concentrados de plaquetas à temperatura ambiente facilita a multiplicação bacteriana[76] 58;77 e introduz alterações nas plaquetas indicativas de ativação e início de apoptose. ˑ

Têm-se procurado melhorias na redução da temperatura de armazenamento. A produção de energia metabólica das plaquetas mostra uma diminuição de aproximadamente um fator 2 por cada 10°C de redução da temperatura de armazenamento.[78] As tentativas de preservar a integridade da membrana das plaquetas têm-se baseado na adição de glicina, trealose e DMSO durante o arrefecimento e congelamento de concentrados de plaquetas isoladas.[59;79] Eventualmente, as plaquetas tornam-se activadas e formam agregados que as tornam vulneráveis à rápida eliminação pelos fagócitos *in vivo*.[15;57-59;80] Apesar de todos estes problemas, as vantagens antecipadas do armazenamento a frio são tão poderosas que vários laboratórios continuam a investigar possíveis alternativas para contrariar as desvantagens do processo de refrigeração.

Atualmente, está a ser investigada a adição de monossacáridos ligados a N para preservar o complexo GPIb-V-IX contra a formação de aglomerados durante o arrefecimento e o reaquecimento dos PC.[80] Outras investigações centram-se na adição de reguladores de segundos mensageiros para aumentar os níveis de AMPc e GMPc para evitar a ativação plaquetária durante o armazenamento.[76] Outros laboratórios investigam qual a fração de plasma pobre em plaquetas (PPP) (> 10 a 30%) em combinação com uma solução aditiva de plaquetas que preserva de forma óptima a função plaquetária.[81-83]

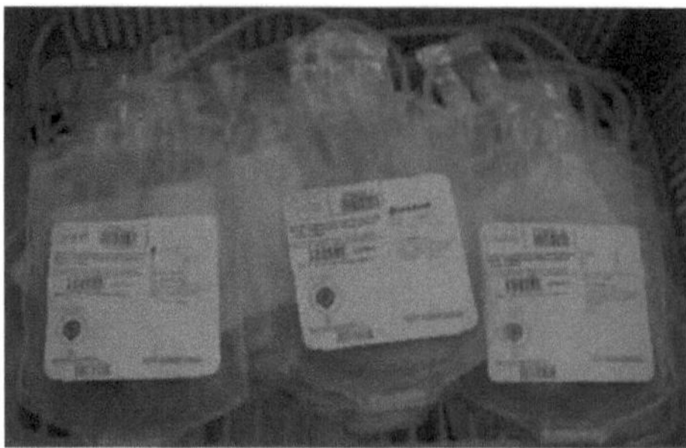

Figura 7. Concentrados de plaquetas isolados do sangue total humano nos bancos de sangue pelo método de isolamento PRP e armazenados em sacos de plástico de poliolefina (600 ml), que são permeáveis às trocas gasosas.

Atualmente, os concentrados de plaquetas isolados das camadas bufantes são armazenados em recipientes estéreis feitos de plásticos especiais permeáveis ao gás (volume nominal entre 1 e 1% L). O sangue total é recolhido em sistemas que consistem em vários sacos. O sangue total é recolhido num recipiente com um anticoagulante à base de citrato. Nos sistemas bottom-and-top atualmente utilizados, o saco de colheita está ligado por tubos a um saco "superior", destinado ao plasma, e a um saco "inferior", destinado aos glóbulos vermelhos. Este último saco está ligado, por afinação, a um filtro de leuco-redução, que está ligado a um recipiente com uma solução de armazenamento de glóbulos vermelhos. Após a colheita do sangue, a unidade é centrifugada e posteriormente colocada numa máquina semi-automática para transferência do plasma e dos eritrócitos para os dois sacos satélites.[84] Durante o processamento, o saco de colheita é espremido e o plasma e os eritrócitos são transferidos simultaneamente das duas saídas para os dois sacos. O buffy coat permanece no recipiente de recolha e pode ser utilizado para a produção de concentrados de plaquetas. Atualmente, cinco buffy coats e uma unidade de plasma de um dos dadores são reunidos num sistema de pooling de buffy coat. Este sistema é constituído por um saco de pooling com 6 ligações destinadas às buffy coats e ao plasma. O saco de pooling está ainda ligado a um filtro de redução de leucócitos que, por sua vez, está ligado a um saco de armazenamento de plaquetas. Após uma centrifugação suave, o plasma rico em plaquetas é expresso numa máquina semi-automática através do filtro para o saco de armazenamento de plaquetas. Estas unidades agrupadas podem ser armazenadas até 7 dias após a colheita de sangue. Estão disponíveis dois sistemas diferentes de sacos de plástico para a preparação de componentes sanguíneos 84;85
a partir de uma única unidade de sangue total. ' A maior parte da experiência foi adquirida nos Países Baixos com o sistema de saco quádruplo, que consiste num saco de colheita com três sacos satélite integrados; um dos sacos contém líquido de preservação para os glóbulos vermelhos. Após a colheita de sangue, a unidade é centrifugada e subsequentemente colocada numa máquina semi-automática para transferência de plasma e hemácias para os dois sacos satélite.[84] Durante o processamento, o saco de colheita é espremido e o plasma e os eritrócitos são transferidos simultaneamente das duas saídas para os dois sacos.

1.8. Procedimentos de isolamento, armazenamento e transfusão de plaquetas no banco de sangue

Nos últimos trinta anos, a utilização de componentes sanguíneos para o tratamento de doentes trombocitopénicos aumentou significativamente. Foram desenvolvidos dispositivos específicos (Figura 7) para preparar fracções separadas de uma unidade de sangue total para transfusão: plasma, buffy coat e glóbulos vermelhos (RBC).

Relativamente aos PC, existem três métodos de isolamento de plaquetas a partir de sangue total utilizados nos bancos de sangue: 1) método PRP, 2) aférese e 3) método buffy coat. O método PRP é efectuado através do isolamento direto de PRP e RBC a partir de sangue total, sendo este método utilizado principalmente nos EUA (Figura 7). A pedido, são reunidas cinco ou seis unidades de plaquetas de um único dador para a preparação do PC 83;86-88
contendo uma fração de plasma de cerca de 10 a 30%. ' O método da buffy coat é utilizado nos bancos de sangue europeus, onde a partir do sangue total se isola diretamente o plasma pobre em plaquetas, a buffy coat e as hemácias e se prepara a transfusão (Figura 8).[89] Os PC's são produzidos por pooling de buffy coats (4-6) e uma unidade de PAS ou PPP. Foi demonstrado que os leucócitos podem ser significativamente reduzidos por filtros especiais, quer no banco de sangue, quer à cabeceira.[90-92] Atualmente, os PC, independentemente da sua produção, são armazenados à temperatura ambiente, continuamente colocados em agitadores de cama plana em sacos permeáveis ao gás para manter a tensão de O2 e perder CO2.

1.9. Soluções actuais de aditivos para armazenamento de plaquetas e controlo de qualidade de PC's

A substituição do plasma por meios sintéticos para armazenamento tem a vantagem de reduzir as reacções alérgicas pós-transfusão e reduz a necessidade de plasma.[93,94] Existe uma extensa literatura sobre a utilização de meios sintéticos para armazenamento de plaquetas. ¨¨

Os dispositivos semi-automáticos preparam buffy coats em grande escala, e 4 a 20 buffy coats podem ser agrupados imediatamente após a preparação e ressuspensos em meios sintéticos específicos com 10 a 30% de plasma.[83,96] As plaquetas ressuspensas em soluções aditivas mostram um aumento gradual da expressão da selectina-P e da produção de lactato durante o armazenamento prolongado. Por conseguinte, é necessário um mínimo de 81;97

São necessários 30% de restos de plasma para preservar a ativação prematura. ¨ Foram feitos grandes progressos com a introdução do acetato (PAS-II).[86,98] Eggen et al. mostraram que a adição de potássio, gluconato e magnésio à solução aditiva, preserva melhor a utilização de PC's.[83,87,99] Resultados semelhantes foram observados com plaquetas preparadas por buffy coats e métodos de aférese, apesar das diferenças no equipamento, na técnica de preparação e nas contagens finais de plaquetas. Gullikson et al. descreveram que o armazenamento de plaquetas em PAS-IIIM (contendo potássio, magnésio e acetato) melhora a manutenção da função plaquetária e permite uma redução do plasma para 20%.[96,97]

Os métodos para avaliar o efeito das soluções aditivas nas PC baseiam-se na expressão de P-selectina,[100,101] e na exposição a PS (PS flip-flop).[50,54,77] A pontuação morfológica, a resposta ao choque hipotónico e a alteração da forma são também utilizadas por vários bancos de sangue (Tabela 1).[59,101,102] Atualmente, seria importante desenvolver um chamado padrão dourado para métodos *in vitro* de avaliação da função plaquetária, que possa ser utilizado para prever a eficácia hemostática das plaquetas e a sobrevivência *in vivo*.

Atualmente, existem diferentes medições quantitativas da expressão da P-selectina e da ligação da anexina V aos PS expostos[56,68,79,103-107] realizadas por citometria de fluxo FACS em combinação com estudos de agregação que oferecem informações valiosas sobre a função plaquetária, enquanto que para a sobrevivência ainda não existe uma boa ferramenta.

2.1. Tentativas de melhorar a sobrevivência das plaquetas após a transfusão

Após cerca de 9 dias, os leucócitos ligam-se às plaquetas velhas e removem-nas da circulação por 65;73;80;108 várias células fagocíticas no baço, fígado e rim. ¨¨ Há pouco conhecimento sobre os mecanismos que regulam a ligação das plaquetas armazenadas e a fagocitose pelos macrófagos após a transfusão.

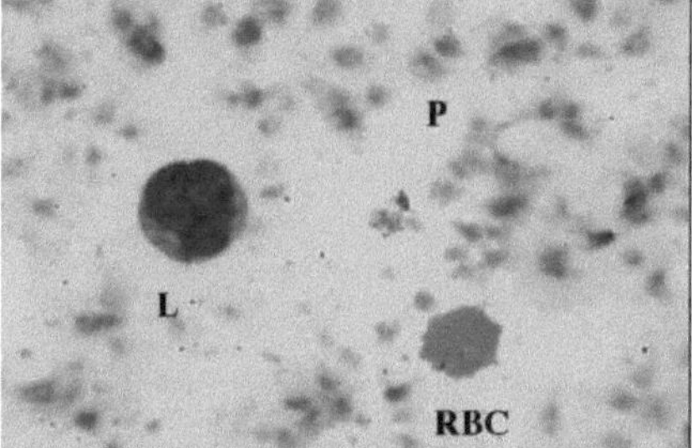

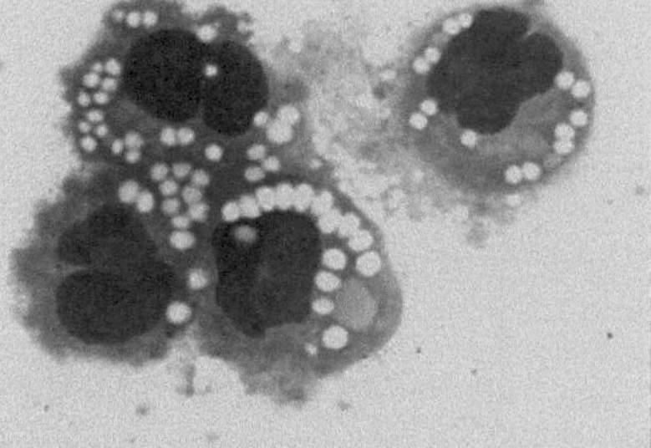

Figura 8. O plasma rico em plaquetas (PRP) isolado do sangue total contém principalmente plaquetas (P), linfócitos (L), monócitos (M) e, por vezes, glóbulos vermelhos (RBC).

Os conceitos actuais prevêem que a sua eliminação ocorre através do mesmo mecanismo que a destruição de 54;73;77;109;110 células senescentes. ¨¨ Um problema adicional é o facto de as plaquetas formarem complexos com monócitos (PMC) *in vivo*.

Diferentes estudos mostram que as plaquetas e os leucócitos também formam complexos após o isolamento do dador 13;111;112 sangue. ¨ Ainda não é claro qual é a primeira célula a ser activada para formar as PMC.

Holvoet et al.[113], descreveram que as plaquetas interagem com leucócitos mas não com fagócitos. Mostram que as plaquetas activadas medeiam o homing de leucócitos através da interação com a matriz subendotelial sob tensões de cisalhamento.[113] Isto indica que a ligação e a formação de complexos de plaquetas com diferentes células é um processo seletivo.

De acordo com a literatura, existem diferentes possibilidades quanto à forma como as plaquetas são removidas da circulação. Wagner et al.[66] descreveram que a ligação das plaquetas é regulada pela interação entre a P-selectina e o PSGL-1, mas as plaquetas positivas para a P-selectina não foram fagocitadas, o que implica que a fagocitose nem sempre é o passo seguinte à ligação das plaquetas aos leucócitos. Obviamente, são necessários outros sinais para que os fagócitos ingiram as plaquetas activadas e ligadas. Hoffman et al. descreveram que os sinais de ligação são diferentes dos sinais de fagocitose e que a exposição a PS é um sinal pré-requisito para a ingestão de células. Fadok et al.[75] descreveram que os processos apoptóticos estão envolvidos na eliminação de células e plaquetas expostas a PS. Leytin et al.[55] descreveram que a P-selectina plaquetária está envolvida na fase rápida e a GPIb na fase tardia da depuração plaquetária após a transfusão. Hoffmeister et al.[80] descreveram que a ligação rápida e a fagocitose de plaquetas arrefecidas é regulada exclusivamente pelo agrupamento de GPIb e pela exposição do monossacárido N-acetilglucosamina ligado ao N, que desencadeia a ligação e a remoção destas plaquetas pelos macrófagos hepáticos Mac-1.[80;114]

Além disso, Josefsson EC et al.[114] especificaram que o domínio da lectina aM da integrina aM dos macrófagos medeia a fagocitose de plaquetas arrefecidas e arrefecidas. Infelizmente, não mostraram o mecanismo exato subjacente ao agrupamento de GPIb de plaquetas armazenadas a frio e à temperatura ambiente.

Também não é claro quais os sinais que funcionam como "sinais de ligação" nas plaquetas arrefecidas e se os mesmos sinais funcionam como "sinais de ingestão". Tait et al. 1999, e Hoffmann et al. 2001 postularam que a ligação, o engolfamento e a ingestão de células pelos fagócitos é um processo passo a passo e cada passo necessita de um sinal específico para prosseguir.[68,72] A ingestão de células ligadas não seria efectuada sem a exposição da PS e a ligação ao recetor PS na superfície dos fagócitos (Figura 9).

No seu conjunto, todos os resultados acima referidos ilustram a complexidade da remoção de plaquetas da circulação. Estes estudos foram realizados com PC humanas isoladas e armazenadas em diferentes condições, e depois reinjectadas em ratinhos e coelhos para estudos de sobrevivência. Por conseguinte, os resultados não podem ser extrapolados para a situação humana.

	Controlo de qualidade da função plaquetária para concentrados de plaquetas	
	Plaquetas em repouso	Plaquetas activadas
< 1960	morfologia , MPV, contagem	ensaios de agregação e de aderência
> 1970	morfologia , MPV, contagem	ensaios de agregação e de aderência
> 1980	morfologia , MPV, contagem , alterações de forma, A pH	agregação, choque osmótico, ensaios de adesão
> 1990	pontuação morfológica, MPV, contagem, alterações de forma, A pH	agregação, adesão, expressão de P-selectina, resposta ao choque osmótico e hipotónico, libertação de glicocalicina
> 2005	pontuação morfológica, MPV, contagem, GPIb, expressão da P-selectina e alterações no recetor GPIb-V-IX, testes de despistagem bacteriana e tecnologias de inativação de agentes patogénicos, proteómica e genómica	agregação, adesão, expressão de P-selectina, HSR, pH A, alterações no recetor GPIb-V-IX, exposição a PS, trocas gasosas de sacos de plástico, proteómica funcional

Tabela 1. Alterações nos testes plaquetários e critérios de qualidade das plaquetas durante os últimos 50 anos. Volume plaquetário médio (VPM), resposta ao choque hipotónico (HSR), alterações nos níveis de pH (A pH).

2.2. Condições óptimas de armazenamento para a transfusão de plaquetas

O armazenamento de concentrados de plaquetas à temperatura ambiente é acompanhado por um aumento da multiplicação bacteriana e por alterações nas plaquetas, indicativas de ativação precoce, apoptose e danos nas membranas. O risco de multiplicação microbiana é a razão pela qual a FDA limita o tempo de armazenamento dos concentrados de plaquetas a 5 dias.

Foram desenvolvidas novas tecnologias para melhorar e prolongar o prazo de validade dos PCs através da inativação de agentes patogénicos e do rastreio bacteriano antes do armazenamento prolongado, que têm potenciais promissores.[60;81;115] Recentemente, o rastreio bacteriano é obrigatório nos EUA. As tentativas de preservar a função plaquetária através da diminuição da temperatura de armazenamento preparam as plaquetas para uma depuração rápida. As PC's são preservadas de forma óptima quando a sua eficácia hemostática se mantém intacta e a sua sobrevivência é normal.

Enquanto a lesão de armazenamento de plaquetas (LAP) é acompanhada de inchaço devido à perda do controlo do movimento iónico da membrana, as alterações apoptóticas e morfológicas estão associadas à contração da membrana. Ambos os fenómenos estão associados ao aparecimento de PS na superfície celular.[110] Rinder et al[108] postularam que a elucidação dos aspectos reversíveis da PSL pode resultar numa melhor função e sobrevivência das plaquetas transfundidas. O resgate do plasma para um pH ótimo melhorou as pontuações morfológicas, estabilizou a recuperação osmótica e restaurou completamente as respostas secretoras das plaquetas, conforme medido pela agregação, regulação positiva da glicoproteína IIb/IIIa e libertação de agranule. [108] Num número limitado de estudos, o resgate de plasma foi acompanhado por uma recuperação preservada de plaquetas *in vivo* e sobrevivência após transfusão autóloga após 5 dias de armazenamento.

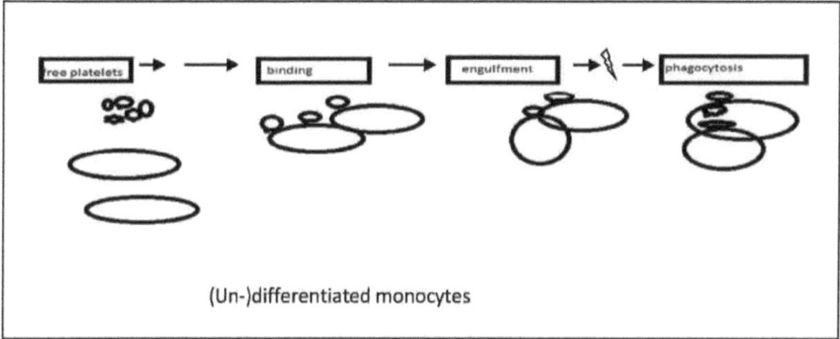

Figura 9. A interação entre plaquetas e fagócitos ocorre em diferentes etapas

No entanto, as plaquetas "danificadas pela lesão de armazenamento" restauram a hemostase e mostram bons incrementos de contagem corrigida (CCIs) após a transfusão em animais trombocitopénicos. Estes resultados sugerem que pelo menos alguns aspectos da função plaquetária prejudicada causada pelo *armazenamento in vitro* são facilmente reversíveis *in vivo*.

Uma compreensão mais clara dos diferentes aspectos da lesão plaquetária poderia levar ao desenvolvimento de melhores condições de armazenamento de PCs, o que poderia permitir prolongar o período de armazenamento de plaquetas e melhorar a função pós-transfusional.

2.3. Âmbito de aplicação deste livro

A terapia de transfusão de plaquetas está associada a vários problemas, incluindo a refractariedade e a transmissão de agentes infecciosos e reacções transfusionais.[116-119] Além disso, há uma diminuição significativa da capacidade de resposta das plaquetas a agentes activadores[79] e o aparecimento de marcadores de fagocitose durante o armazenamento prolongado, resultando numa diminuição da eficácia hemostática e numa rápida eliminação da circulação após a transfusão.[105] Têm-se procurado melhorar a temperatura de armazenamento de 22 para 0-4 °C e substituir o plasma por meios sintéticos para prolongar o tempo de preservação e suprimir as reacções alérgicas. No entanto, as plaquetas são activadas por uma diminuição acentuada da temperatura e a chamada lesão plaquetária induzida pelo frio tem sido, desde há muito, um argumento importante contra o armazenamento de plaquetas a baixa temperatura.

Trabalhos anteriores demonstraram que a supressão da produção de energia reduz a capacidade de resposta das plaquetas a agentes activadores. As plaquetas podem mesmo suportar um curto período de bloqueio da produção de energia sem perder as suas propriedades funcionais.

O presente estudo foi realizado para investigar se a paragem metabólica protegeria as plaquetas contra as perturbações plaquetárias induzidas pelo frio e tornaria possível armazenar as plaquetas no frio durante um período de tempo prolongado. As questões específicas que foram abordadas incluem:

1. Será que a paragem metabólica transitória seguida de armazenamento a 4°C preserva melhor as funções plaquetárias do que o armazenamento convencional (Capítulo 3)?
2. Será que a paragem metabólica transitória seguida de armazenamento a 4°C suprime a expressão superficial de sinais fagocíticos que levariam a uma maior destruição das plaquetas após a transfusão (Capítulo 4)?
3. Se a fagocitose das plaquetas armazenadas no frio for mediada por aglomerados do recetor GPIba do fator de Von Willebrand, é possível conceber um método de análise quantitativa dos aglomerados de GPIba (capítulo 5)?
4. Quais são as relações quantitativas entre os marcadores de superfície das plaquetas para a interação plaquetas-macrófagos e a ligação/fagocitose pelos macrófagos (capítulo 6)?
5. Originalmente, a paragem metabólica transitória era induzida pela incubação de plaquetas em meio sem glucose e contendo antimicina A, condições que são incompatíveis com a transfusão de plaquetas. Poderá a paragem metabólica ser induzida sem antimicina A em condições adequadas para a transfusão de plaquetas (Capítulo 7.
6. Por último, os resultados destes estudos foram comparados com a literatura atual, a fim de conceber estratégias para melhorar as condições de armazenagem num futuro próximo.

Capítulo 2

Conceitos gerais básicos e clínicos no século XXI

Dados recentes do Gabinete Central de Estatística (CBS) dos Países Baixos mostram que, apesar de todos os desenvolvimentos até 2014, as percentagens de mortalidade e morbilidade do cancro e das doenças cancerígenas aumentaram significativamente. Por isso, o Dr. Badlou propôs uma nova hipótese que se baseia em novas abordagens para prevenir e curar/cuidar desses doentes com cancro. A ideia do Dr. Badlou baseia-se na intervenção e monitorização das plaquetas num hospital académico centralizado, onde seriam monitorizados todos os processos de acontecimentos cancerígenos em torno de um doente com cancro, desde a fase inicial até à fase terminal, de uma forma superespecializada. A atenção centrar-se-ia especialmente nos departamentos de doenças dependentes das plaquetas relacionadas com o envelhecimento (ARPD), dor, trombose e hemostase, doenças hemorrágicas, Medicaid e Medicare de mulheres e crianças, tratamento de doentes relevantes com tecnologias PRP em combinação com células estaminais.

Diferentes estudos clínicos demonstraram que a transfusão de plaquetas armazenadas resulta numa melhor hemostase em doentes com trombocitopenia com e sem um defeito na função plaquetária.[1] Os actuais procedimentos de preservação visam preservar de forma óptima o estado metabólico das plaquetas durante o armazenamento prolongado a 4°C.

Este livro descreve como as intervenções metabólicas melhoram a preservação da função plaquetária. Descreve-se o mecanismo de paragem da produção de energia antes do armazenamento a frio (Capítulo 3); e como o bloqueio metabólico transitório antes do armazenamento a frio pode estar envolvido no atraso das actividades apoptóticas e nas suas correlações com a ligação e fagocitose das plaquetas (Capítulo 4). Além disso, as diferentes etapas do mecanismo de acoplamento estímulo-resposta são discutidas em relação ao papel da expressão da selectina-P, às alterações na expressão da GPIba e à exposição ao PS (Capítulo 5). Após a introdução da supressão metabólica na ausência de inibidores metabólicos, ajustámos a supressão metabólica a condições compatíveis com os procedimentos do banco de sangue (Capítulo 6).

Armazenamento de plaquetas à temperatura ambiente

Atualmente, a maioria dos bancos de sangue isola e armazena concentrados de plaquetas (PC's) a 22°C. Trabalhar à temperatura ambiente tem várias vantagens. É obviamente muito simples e a sobrevivência dos CP após a transfusão é maior do que com PLTs arrefecidas e aquecidas.[2] Estas vantagens são úteis quando os bancos de sangue e os hospitais têm doentes suficientes para utilizar imediatamente os CP recém-isolados. No entanto, nunca existe o chamado "equilíbrio entre a oferta e a procura" entre os bancos de sangue e os hospitais. Quando são fornecidos mais PC's do que a procura, os bancos de sangue têm de armazenar PC's durante algum tempo.

O armazenamento à temperatura ambiente também tem desvantagens. Atualmente, com os PC armazenados à temperatura ambiente durante mais de 5 dias, existe o problema da multiplicação microbiana.[3-6] Esta é a razão pela qual a FDA limita o tempo de armazenamento a menos de 5 dias. Outra armadilha do armazenamento à temperatura ambiente é a introdução de alterações nas plaquetas indicativas de ativação prematura e de danos na GPIb[7] e do início da apoptose.[8,9]

Têm sido procuradas melhorias na redução da temperatura de armazenamento para menos de 4°C (na presença de glucose), mas este tratamento reduz severamente a sobrevivência das plaquetas transfundidas.[2,10] Uma caraterística principal do arrefecimento-reaquecimento das plaquetas é o aumento gradual da alteração da forma de esfera para disco, a montagem da actina,[11] um aumento gradual da $[Ca^{2+}]i$ concomitante com a aglutinação espontânea, a insensibilidade aos agentes desagregadores e o agrupamento de GPIb.[9-16]

Armazenamento de plaquetas em condições de frio

As tentativas anteriores de reduzir a expressão superficial dos locais de reconhecimento para a destruição das plaquetas basearam-se em 1) redução da temperatura de armazenamento e técnicas de liofilização,[17-19] 2) armazenamento à temperatura ambiente com inibição da secreção utilizando soluções aditivas contendo 10-30% de plasma,[20,21] 3) utilização de suplementos que aumentam o AMPc e o GMPc durante o armazenamento[22,23] e 4) armazenamento a frio, impedindo o agrupamento de GPIb por glicosilação.[10,24] Quase todos estes estudos de intervenção, que foram efectuados à temperatura ambiente e na presença de glucose durante o armazenamento, falharam na preservação das plaquetas capacidade de reação. Melhorias nos métodos de preparação dos PC e a utilização de sacos de armazenamento estéreis resultaram em PC que são eficazes após sete dias.[25,26] O desenvolvimento de PC adequados para um armazenamento mais longo tem vantagens logísticas, mas deve cumprir, pelo menos, as normas actuais.

Armazenamento de plaquetas em condições de supressão metabólica

O objetivo desta tese era preservar a função das plaquetas e prolongar o seu tempo de armazenamento. A parte principal do estudo baseou-se em resultados anteriores de Akkerman et al.[27] que descreveram que intervenções sucessivas por supressão metabólica transitória de PLTs (as chamadas MSPs) induzidas por antimicina A e privação de glucose, seguidas de recuperação com glucose 5 mM, resultaram numa melhor preservação da função das plaquetas, medida através da função de agregação. Durante um curto período de armazenamento de 50 minutos a 37°C, as plaquetas não responderam a agentes activadores.

Após a recuperação, restauraram a sua produção de energia e responderam novamente aos mesmos agentes activadores. Uma descoberta interessante foi o facto de as PLTs estabelecerem prioridades durante o armazenamento para a viabilidade celular e à custa da funcionalidade celular. Aparentemente, são capazes de reorganizar e regular continuamente o seu consumo de energia metabólica. Ainda não está esclarecido se, em circulação, fazem o mesmo durante a hibernação dos animais no período de inverno. Era óbvio que um período de hibernação de 50 minutos é demasiado curto em comparação com o armazenamento de PC's em bancos de sangue durante 5 dias.

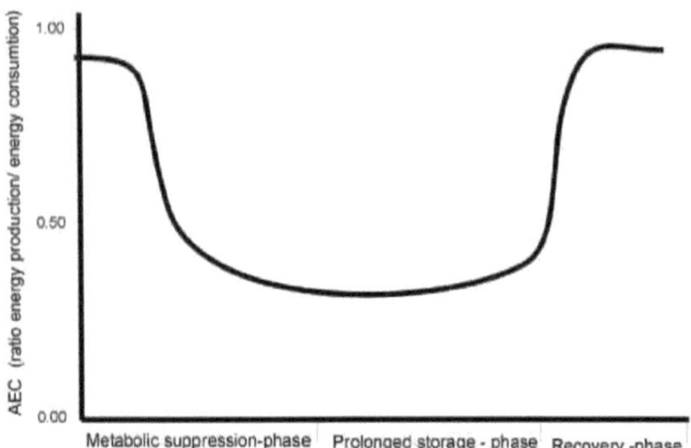

Figura 1. Rácio de proposta da carga de energia do adenilato (AEC) durante as diferentes fases de armazenamento das plaquetas

Para descobrir as condições ideais para colocar as plaquetas em supressão metabólica, prolongar o seu tempo de armazenamento e, finalmente, restaurar a sua capacidade de resposta antes da transfusão, foi realizada uma série de experiências centradas na realização da supressão metabólica antes do armazenamento. Por isso, dividimos o estudo em 3 fases:

1) realização da supressão metabólica transitória óptima (fase de supressão metabólica)

2) prolongamento do tempo de armazenamento em combinação com uma procura de temperaturas de armazenamento óptimas (37, 22 e 4°C) e centrado na composição do meio de conservação e na sua influência na funcionalidade, ligação e fagocitose das plaquetas; com especial incidência na adição de glucose (durante a fase de armazenamento).

3) introdução de uma recuperação óptima (fase de recuperação). Após supressão metabólica e armazenamento prolongado, queríamos saber qual o impacto das intervenções sucessivas na função plaquetária?

Estudos da função plaquetária

Aplicámos uma redução gradual do fornecimento de energia através da privação de glicose e da inibição da respiração mitocondrial pela antimicina A. As plaquetas responderam com uma redução gradual da secreção e das respostas de agregação. A condição óptima para a supressão metabólica foi de 40 minutos a 37°C e um armazenamento mais longo levou a um aumento gradual da expressão da P-selectina e à perda de respostas de agregação ao TRAP e ao ADP. Assim, decidimos utilizar para experiências subsequentes 40 min a 37°C como tempo e temperatura ideais para introduzir a supressão metabólica antes do armazenamento prolongado, em tubos com tampa. O passo seguinte foi descobrir qual a temperatura que preservava de forma óptima as MSP durante o armazenamento prolongado. Temperaturas superiores a 4°C induzem uma rápida expressão de P-selectina, libertação de serotonina e perda de capacidade de resposta aos agentes activadores TRAP e ristocetina.[28] Por conseguinte, a temperatura de armazenamento ideal foi selecionada a 4°C.

Confirmámos descobertas anteriores[27] de que a paragem completa da produção de energia não conduziu à morte celular imediata. Em seguida, procurámos formas de otimizar as vantagens da supressão metabólica para o armazenamento de plaquetas durante um período prolongado:

1. Prolongámos o tempo de armazenamento das plaquetas lavadas para pelo menos 48 horas com danos mínimos nas funções plaquetárias medidas em diferentes estudos de agregação, adesão e

capacidade de expor a P-selectina, de se agregar e de se ligar a superfícies adesivas sob fluxo.

Os resultados mostram que a indução sucessiva de supressão metabólica, o armazenamento a 4°C e a recuperação com glucose a 37°C preservam melhor as funções plaquetárias do que as condições que mantêm o metabolismo energético durante o armazenamento ou que se baseiam na preservação a frio sem indução prévia de um baixo turnover energético.

Materiais e métodos

Os procedimentos modernos de armazenamento de sangue têm como objetivo fornecer concentrados de plaquetas (CP) com 1;2 2;3 eficácia hemostática óptima ᵉe contaminação bacteriana mínima. ᵉInfelizmente, os actuais procedimentos de armazenamento de PCs são acompanhados por uma ativação gradual das plaquetas, tal como ilustrado pela expressão superficial do marcador do grânulo A, P-selectina, e pela libertação do conteúdo dos grânulos.[4;5] Além disso, há um aumento exponencial do crescimento bacteriano.[3;6] Estes factores limitam o tempo de armazenamento a 5-7 dias e um armazenamento mais longo leva a uma diminuição da viabilidade plaquetária e aumenta a possibilidade de reacções febris.[7,8]

As alterações nas plaquetas infligidas durante o armazenamento são uma consequência inevitável da ideia de que as plaquetas são melhor preservadas sob condições metabólicas óptimas a 22°C em sacos permeáveis ao O2 e CO2.[1;9;10] Consequentemente, os PC's actuais contêm plaquetas que após a transfusão não sobrevivem mais do que cerca de 4 dias.[11-14]

A causa da remoção da circulação das plaquetas armazenadas não é totalmente clara. A P-selectina (também conhecida como CD62p, GMP-140 e PADGEM) é um componente da membrana dos grânulos que se torna expresso à superfície depois de os agentes activadores induzirem a exocitose dos grânulos de secreção.[15] Medeia a ligação das plaquetas aos leucócitos *in vitro* e *in vivo*[15-18] e pode mediar a remoção das plaquetas da circulação,[15] embora isto tenha sido negado. As tentativas de melhorar a qualidade das PC incluem a aplicação de temperaturas de armazenamento mais baixas através da refrigeração e congelação das PC e a utilização de diferentes agentes crioprotectores, por exemplo, trealose e DMSO.[13;19;20]

Uma desvantagem importante do armazenamento a baixa temperatura é o risco de plaquetas espontâneas 21;22 ativação, a chamada ativação induzida pelo frio ᵉe a possibilidade de, após a transfusão, as plaquetas serem rapidamente fagocitadas pelos macrófagos do fígado.

Estudos anteriores demonstraram que as plaquetas mantêm um curto período de supressão metabólica 13;23;24 sem perderem a sua capacidade de se agregarem e segregarem o seu conteúdo granular. ᵉ A supressão metabólica foi induzida por um meio sem glucose, impedindo assim a energia anaeróbia 25
e a presença de antimicina A, um inibidor da ressíntese de ATP mitocondrial.

O resultado foi uma queda rápida na carga de energia do adenilato (AEC), um reflexo sensível da energia metabólica rapidamente acessível na célula, de um nível normal de 9,2 para valores tão baixos como 0,2-0,3.[25;26] Nesta fase, as plaquetas não respondiam a estímulos indutores de agregação e secreção, mas quando a produção de energia foi restaurada pela adição de glucose, as funções plaquetárias recuperaram.

Neste estudo, investigámos se a supressão metabólica pode ser utilizada para manter as plaquetas num estado não reativo durante o armazenamento de plaquetas, prevenindo simultaneamente danos irreversíveis na capacidade de expor a P-selectina, de se agregar e de se ligar a superfícies adesivas sob fluxo.

Os resultados mostram que a indução sucessiva de supressão metabólica, o armazenamento a 4°C e a recuperação com glucose a 37°C preservam melhor as funções plaquetárias do que as condições que mantêm o metabolismo energético durante o armazenamento ou que se baseiam na preservação a frio sem indução prévia de um baixo turnover energético.

Obtivemos: antimicina A da Sigma Chemicals (Mannheim, FRG), anticorpos monoclonais CD42b- FITC, CD42b-PE (R7014) e CD62p-PE (R7200) da Dako A/S (Glusdorp, Dinamarca), albumina de soro bovino (BSA) e Tween-20 da Organon Technika, (Eppelheim, FRG), paraformaldeído de Sigma-Aldrisch, (Manheim, FGR), fibrinogénio humano (sem VWF) de Enzyme Research Lab (SouthBend, IN, EUA) e ristocetina de DiaMed AG, (Cressier s/Morat, Suíça). O fator de von Willebrand (VWF) humano recombinante foi purificado como 27;28
descrito ᵉ. O péptido ativador do recetor de trombina SFLLRN (TRAP) foi sintetizado com um sintetizador semi-automático de péptidos (Labortec AG SP650, Suíça) de acordo com van Scharrenburg *et al.*[29] A IgG marcada com FITC (Dako A/S) foi utilizada como controlo negativo nas experiências FACS.

Preparação e incubação de plaquetas

Foi colhido sangue venoso fresco (40 ml) de voluntários saudáveis, com consentimento informado, em citrato trissódico 1:10 v/v 130 mmol/L. Os dadores declararam não ter tomado qualquer medicação durante as duas semanas anteriores à colheita de sangue. O plasma rico em plaquetas (PRP) foi preparado por centrifugação (200 *g*, 15 minutos, 22°C). Foi adicionado ACD (0,1 volume de 2,5 g de citrato tri-sódico, 1,5 g de ácido cítrico e 2,0 g de D-glucose em 100 ml de água destilada) para baixar o pH para 6,5 e evitar a ativação das plaquetas durante o isolamento posterior. A suspensão foi centrifugada (330 g, 15 minutos, 22°C) e ressuspendida em Hepes-Tyrode (137 mM NaCl, 2,68 mM KCl, 0,42 mM NaH2PO4, 1,7 mM MgCl2, e 11,9 mM NaHCO3, pH7,2). A contagem de plaquetas foi medida num contador de células AL871 (Molab, Hilden, Alemanha). O número de plaquetas foi ajustado para 450 000 células/^l para experiências de perfusão e para 200 000 células/^l para as outras experiências. As plaquetas com supressão metabólica (MSP) foram preparadas incubando as células durante 40 minutos a 37°C em Hepes-Tyrode sem glucose (pH 7,2) na presença de 20^M de antimicina A. Para encontrar a temperatura óptima de armazenamento para as MSP, foram preparadas suspensões (2 . 10^8 plaquetas em 1 ml de tampão) foram conservadas às temperaturas indicadas em tubos Eppendorf fechados (impermeáveis às trocas gasosas) sem agitação durante um máximo de 72 horas. Nos momentos indicados, foram colhidas amostras de 100 ul, incubadas com glucose 20 mM em tampão Hepes Tyrode durante 1 hora a 37°C para restabelecer a produção de energia e 30;31

utilizados para os ensaios funcionais descritos em "Resultados". Os controlos foram suspensões de plaquetas em Hepes-Tyrode pH 7,2 contendo 5 mM de glucose armazenadas a 22°C (indicados como Controlos 22°C) ou imediatamente arrefecidas a 4°C (indicados como Controlos 4°C) em condições semelhantes às da MSP. Os controlos a 22°C e os controlos a 4°C foram incubados com 20 mM de glucose (diluída em Hepes-Tirode) (1 hora, 37°C) antes das medições funcionais para ter em conta uma possível falta de glucose. O plasma pobre em plaquetas (PPP) foi preparado a partir de PRP por centrifugação (650 g, 15 minutos, 22°C).

Expressão e agregação da P-selectina e da glicoproteína Ib

A expressão de P-selectina (PSE) e a expressão da glicoproteína Ib (GPIb, CD42b) foram medidas no FACScalibur (Becton Dickinson S.A., Aalst, Bélgica) em experiências de dupla marcação de acordo com Tibbles et al.[32] A PSE foi analisada antes e depois da estimulação com o péptido ativador do recetor PAR-1, TRAP (15 uM, 2 minutos, 22°C). As amostras foram fixadas com paraformaldeído a 2% (30 minutos, 22°C) e lavadas com 500 ul de PBS (500 g, 5 minutos, 22°C). Aos pellets foram adicionados 50 ul de PBS contendo 1% de BSA e 0,01% de Tween-20.

As células foram incubadas com CD42b-FITC monoclonal e CD62-p-PE (1 pg/ml) durante 1 hora a 22°C no escuro. Em seguida, as amostras foram lavadas em 500 pl de PBS (500 g, 5 minutos, 22°C). Aos pellets foram adicionados 300 pl de PBS e analisados no FACScalibur através da contagem de 10 000 partículas. A PSE foi expressa em percentagem de partículas com expressão de GPIb positiva para P-selectina.

A agregação foi analisada em suspensões agitadas (1000 rev/minuto; 37°C) numa agregometria multicanal da Chronolog corporation (Havertown, EUA) após estimulação com 15LIM TRAP ou uma combinação de 1 mg/ml de ristocetina e 50 ul de PPP autólogo como fonte de VWF. Os dados foram expressos como agregação máxima após 10-15 minutos de estimulação.

Estudos de perfusão sob fluxo

Os ensaios de perfusão foram realizados numa câmara de perfusão de passagem única, conforme descrito.[33] As suspensões analisadas foram MSP armazenadas a 4°C (MSP 4°C) e controlos armazenados a 22°C e 4°C. As plaquetas lavadas foram reconstituídas com glóbulos vermelhos e plasma autólogo para obter sangue reconstituído com 100 000 plaquetas/ll e um hematócrito de 40%. Os glóbulos vermelhos foram obtidos por centrifugação (200 g, 10 minutos, 22°C) e lavados duas vezes em solução salina contendo 5 mM de glucose (2000 g, 10 minutos, 22°C). A adesão foi medida sob fluxo em lamelas de cobertura revestidas com fibrinogénio (10 lg de fibrinogénio/ml de PBS) e em tiras de vidro revestidas com VWF (10 lg de VWF/ml de PBS) a uma taxa de cisalhamento de 800 s^{-1} a 37°C. As lamelas foram fixadas em glutaraldeído a 0,5% em PBS, desidratadas em metanol (5 minutos, 22°C) e coradas com May-Grunewald-Giemsa.[34] A adesão das plaquetas foi avaliada por câmara associada a uma análise assistida por computador com o software OPTIMAS 6.0 (DVS, Breda, Países Baixos) e os dados foram adquiridos de 20 áreas aleatórias selecionadas e expressos em % de cobertura da superfície.

Análise estatística

Os dados são expressos como média ± DP com o número de observações, n. A análise estatística baseou-se num teste t emparelhado ou numa ANOVA unidirecional (com teste pós-t) para comparação entre 2 e >2 grupos, respetivamente. As diferenças foram consideradas significativas com $P<0,05$.

Resultados

Supressão metabólica transitória das plaquetas

Para encontrar as condições ideais para a supressão metabólica, as plaquetas foram incubadas em meio sem glucose e contendo antimicina A durante 0 a 210 minutos a 37°C. Em diferentes tempos de incubação, as amostras foram colhidas e incubadas com glucose 5 mM durante 30 minutos e a PSE basal e induzida por TRAP foram medidas (Figura 1). A PSE basal manteve-se constante durante os primeiros 40 minutos, mas uma incubação mais prolongada levou a um aumento gradual da PSE, que não foi restaurado pela incubação em meio rico em glucose. A PSE induzida por TRAP diminuiu acentuadamente durante os primeiros 40 minutos de incubação em meio sem energia, mas recuperou quase completamente com a adição de glucose (ver abaixo). Uma incubação mais prolongada em meio sem energia levou a uma recuperação incompleta da PSE induzida por TRAP e, após 210 minutos de incubação, a reversibilidade tinha desaparecido completamente. Assim, o tempo ótimo para induzir a supressão metabólica sem perda irreversível da PSE induzida pelo agonista foi de 40 minutos.

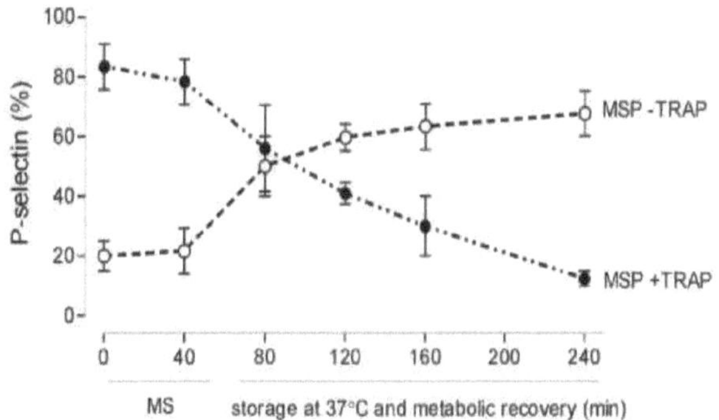

Figura 1. Supressão metabólica transitória.
Para encontrar o período de incubação ideal para a supressão metabólica, as plaquetas foram incubadas em meio sem glucose e contendo antimicina A durante 210 minutos a 37°C. Após 50, 90, 130, 170 e 210 minutos de incubação, as amostras foram recolhidas e incubadas com glucose 5 mM durante 30 minutos. Em seguida, mediu-se a PSE das plaquetas sem (símbolos abertos) e com 2 minutos de estimulação com 15 µM TRAP (símbolos fechados). A figura ilustra o aumento da PSE basal e a queda da PSE induzida por TRAP após mais de 40 minutos de incubação em meio sem energia. Os dados são expressos como expressão de P-selectina (% de CD62p-PE expressando partículas positivas para CD42b-FITC) e são médias ± DP, n = 3. MS: supressão metabólica.

Armazenamento de plaquetas com supressão metabólica
Tendo estabelecido as condições para induzir a supressão metabólica, foram realizadas experiências para encontrar a temperatura óptima de armazenamento da MSP. A incubação de 40 minutos em meio sem energia levou a um ligeiro aumento da PSE basal (Figura 2A). O armazenamento seguido de recuperação em meio rico em glucose conduziu a um aumento dependente do tempo da PSE basal em todas as temperaturas de armazenamento, mas o aumento foi mais rápido a temperaturas mais elevadas. Uma comparação entre as diferentes suspensões revelou que ambas as suspensões de controlo atingiram um limiar de >40% de PSE após 24 horas e que a MSP armazenada a 37, 22 e 4°C atingiu este limiar após cerca de 2, 20 e 48 horas, respetivamente.
Para estudar a forma como as MSP preservavam a sua capacidade de expor a P-selectina após estimulação agonista, foram colhidas amostras e incubadas com TRAP. A incubação de 40 minutos em meio sem energia reduziu a PSE induzida por TRAP de cerca de 60 para 10%. A adição imediata de glucose restaurou quase completamente a PSE induzida pelo TRAP (Figura 2B). Após 48 horas de armazenamento (incluindo recuperação com glucose), a PSE induzida por TRAP recuperou para cerca de 60% em MSP armazenadas a 4°C, enquanto a recuperação nas suspensões de Controlo 4°C e Controlo 22°C quase desapareceu devido à PSE basal elevada. Em conjunto, estes dados mostram que uma PSE basal baixa e uma PSE induzida por TRAP óptima são mais bem preservadas em MSP armazenadas a 4°C.

Agregação de plaquetas e contagem de plaquetas
Após uma queda de 30% na agregação causada pela fase de supressão metabólica, a agregação por MSP armazenada a 4°C durante 24 horas recuperou parcialmente para 55% após incubação com glucose (Figura 3A,B). Com um armazenamento mais longo, a sua agregabilidade foi preservada durante pelo menos 72 horas. A agregação de MSP armazenadas a 37 e 22°C diminuiu progressivamente e desapareceu completamente após 48 horas. As plaquetas de controlo a 22°C mostraram um declínio gradual na agregabilidade e, após 48 horas, a reatividade foi perdida. Registou-se uma diminuição acentuada do número de plaquetas livres nas MSP armazenadas a 37°C, uma diminuição mais lenta a 22°C, enquanto que a 4°C a contagem de plaquetas permaneceu estável. As suspensões de controlo a 22°C também mostraram uma diminuição no número de plaquetas individuais. A diminuição reflectia a aglutinação e as células podiam ser facilmente libertadas

através de uma ligeira agitação (dados não apresentados).

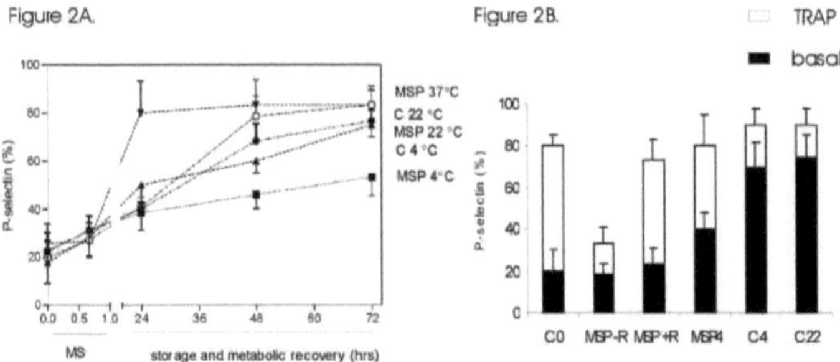

Figura 2. Armazenamento de plaquetas com supressão metabólica. A: Para determinar a temperatura de armazenamento óptima para a MSP, as plaquetas foram incubadas durante 40 minutos em meio sem glucose e contendo antimicina A (supressão metabólica, MS) e subsequentemente armazenadas a 37°C ($\blacktriangledown$), 22°C ($\blacktriangle$) e 4°C ($\blacksquare$) no mesmo meio. Foram efectuados controlos simultâneos plaquetas em meio contendo glucose e sem antimicina A mantido a 22°C (o) e a 4°C ($\bullet$). Após 24, 48 e 72 horas, as MSP e os controlos foram incubados com glucose 20 mM (1 hora, 37°C). Em seguida, a percentagem de partículas positivas para CD62p-PE que expressam CD42b-FITC foi medida em suspensões não estimuladas. Às 24 horas, a PSE da MSP 37°C diferiu significativamente da PSE das outras suspensões (P<0,05); às 48 horas, a MSP 4°C diferiu significativamente das outras suspensões, mas as duas suspensões de controlo tiveram uma PSE semelhante. Os dados são médias + ou - DP por razões de clareza (n=3). **Figura 2B**: Para ilustrar o efeito da depleção de energia, a PSE foi medida em plaquetas não estimuladas (basal) e em plaquetas estimuladas com TRAP. São mostrados dados de plaquetas frescas (C 0), plaquetas após 40 minutos de depleção de energia sem (MS -R) e com (MSP +R) recuperação em meio rico em glucose, MSP após 48 horas de armazenamento com recuperação (MSP4), plaquetas de controlo após 48 horas de armazenamento a 4°C (C 4) e plaquetas de controlo após 48 horas de armazenamento a 22°C (C 22).

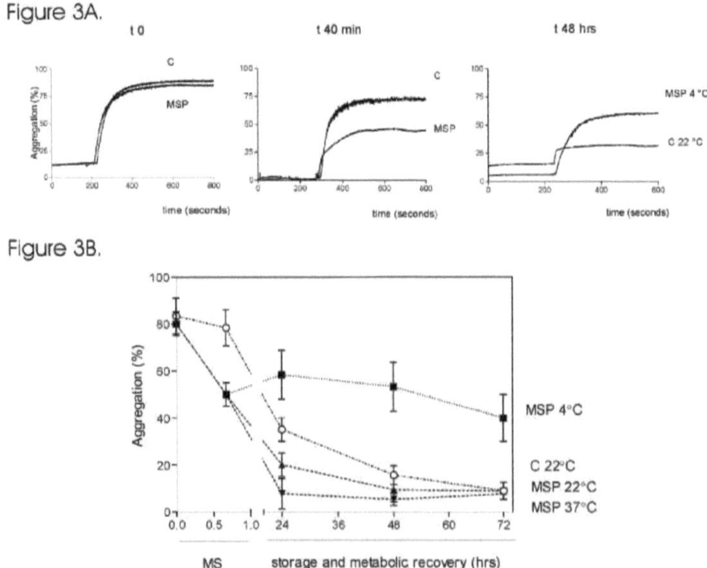

Figura 3 . Agregação de plaquetas. A agregação induzida por TRAP 15 ^M foi medida nas condições descritas na legenda da figura 2 em suspensões agitadas. A figura 3A mostra traçados representativos de MSP armazenadas a 4°C no início da experiência (t0), no final da incubação em meio sem energia (t40) e após 48 horas de armazenamento seguido de incubação com glucose. Também é mostrada a agregação dos controlos mantidos a 22°C nestes intervalos de tempo. A Figura 3B mostra os dados de agregação das suspensões de MSP durante a incubação em meio isento de energia (0 - 40 minutos) e subsequente armazenamento e recuperação por incubação com glucose. Também é mostrada a agregação dos controlos mantidos a 22°C nestes intervalos de tempo. Os dados são médias ± DP, n=4.

Perfusão sobre superfícies revestidas com VWF e fibrinogénio

Para estudar mais pormenorizadamente as propriedades das MSP armazenadas a 4°C, a adesão das plaquetas foi medida em fluxo utilizando VWF e fibrinogénio como superfícies adesivas e uma taxa de cisalhamento de 800 e 300 s^{-1}, respetivamente (Figura 4A, B). As MSP mostraram apenas uma pequena diminuição da adesão após 40 minutos de incubação em meio sem energia (não mostrado) e também após 48 horas de armazenamento a 4°C e recuperação, a maior parte da adesão foi preservada. Em contraste, as suspensões de Controlo a 4°C e Controlo a 22°C perderam gradualmente as suas propriedades adesivas tanto para o VWF como para o fibrinogénio, resultando numa diminuição de 60-70% da cobertura da superfície após 48 horas.

As anomalias aparentes foram a ausência de uma morfologia dendrítica e de propagação, ilustrando anomalias importantes nos mecanismos que conduzem à formação de filopódios e lamelipódios.

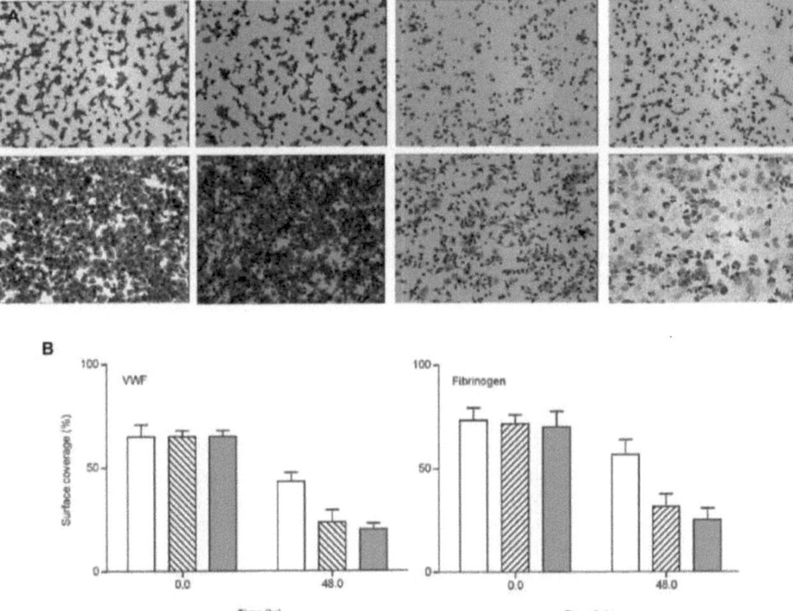

Figura 4 . Adesão de plaquetas sob fluxo. O sangue reconstituído contendo MSP, Controlo 4°C e Controlo 22°C antes e após 48 horas de armazenamento foi perfundido sobre uma superfície revestida com VWF e fibrinogénio a uma taxa de cisalhamento de 800 s^{-1} a 37°C. As lamelas foram fixadas e avaliadas por microscopia ótica (figura 4A) e análise assistida por computador (figura 4B). A adesão foi expressa em percentagem de cobertura da superfície e os dados são médias ± DP de 3 experiências independentes. Às 48 horas, a diferença entre a MSP (4°C) e as duas suspensões de controlo foi significativa ($P < 0,03$).

A observação de que as MSP armazenadas a 4°C preservaram a maior parte das suas propriedades adesivas ao VWF revestido à superfície sugeriu que estas plaquetas tinham preservado os seus receptores para o VWF (GPIb). No entanto, verificou-se uma ligeira redução da agregação induzida pelo VWF/ristocetina, que já era aparente após a incubação em meio sem energia (Figura 5A, 5B painel esquerdo). Nas suspensões de controlo a 22°C, a queda da agregação foi muito mais acentuada, resultando apenas em respostas de agregação menores no final do período de armazenamento de 48 horas. A análise FACS mostrou que as MSP armazenadas a 4°C preservaram a GPIb em mais de 60%, ao passo que, após o armazenamento, os controlos a 22°C mostraram uma diminuição da expressão da GPIb para cerca de 30% (Figura 5B, painel da direita).

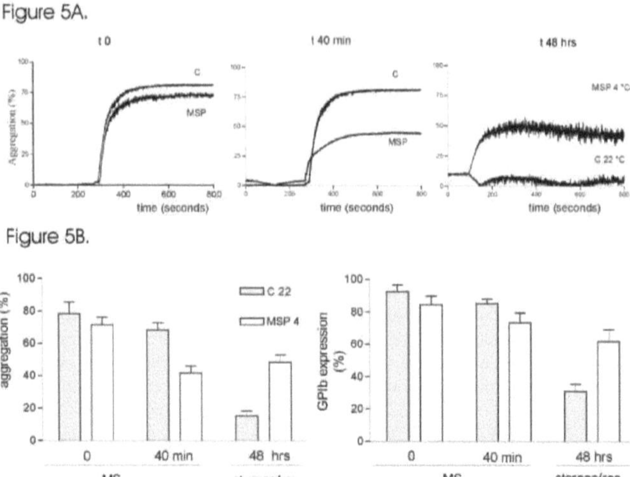

Figura 5 . Expressão de GPIb e agregação induzida por GPIb-/VWF. A agregação induzida pela ristocetina/VWF foi medida nas condições descritas na legenda da figura 2. A figura 5A mostra traçados representativos de MSP no início da experiência (t0), no final da incubação em meio sem energia (t40) e após 48 horas de armazenamento a 4°C e recuperação. Também é mostrada a agregação dos controlos mantidos a 22°C nestes intervalos de tempo. A Figura 5B, painel da esquerda, mostra os dados de agregação nas mesmas condições. A Figura 5B, painel da direita, mostra a expressão de GPIb das plaquetas marcadas com CD42b-PE medida por FACS. Às 48 horas, a diferença entre MSP 4°C e o Controlo 22°C foi significativa ($P < 0,05$). Os dados são médias ± DP, n=4.

Discussão

A principal conclusão do presente estudo é que a supressão metabólica seguida de armazenamento a 4°C preserva melhor as funções plaquetárias do que as condições que suportam o metabolismo energético durante o armazenamento a 22°C ou aplicam baixas temperaturas sem indução prévia de paragem metabólica. Em comparação com ambas as suspensões de controlo, estas MSP mantêm melhor uma PSE basal baixa, mostram melhor PSE e agregação induzidas por TRAP e mostram uma adesão quase normal ao VWF e ao fibrinogénio sob fluxo. No entanto, verifica-se uma ligeira diminuição da expressão de GPIb e da agregação induzida por VWF/ristocetina nas MSP armazenadas a 4°C. A diferença em relação às suspensões de controlo é muito menor quando as MSP são armazenadas a 22°C e o armazenamento das MSP a 37°C desencadeia uma perda dramática das funções plaquetárias nas primeiras horas do período de armazenamento.

A base do conceito de que a supressão metabólica poderia proteger as plaquetas contra estímulos de ativação infligidos durante o armazenamento são descobertas anteriores que mostram que as plaquetas perdem rapidamente a sua capacidade de responder a agentes indutores de agregação e secreção quando o fornecimento e a procura de energia estão desequilibrados. Incubação num meio sem glucose (para bloquear a produção de energia glicolítica) na presença de antimicina A (para bloquear a produção de energia oxidativa) 23;24 deixa apenas o catabolismo do glicogénio como fonte de energia metabólica. ʹEstudos anteriores mostraram que a glicogenólise, por si só, é incapaz de satisfazer as necessidades energéticas das plaquetas em repouso, apesar das enormes quantidades de glicogénio armazenadas na célula.[26]

O resultado é uma queda rápida na AEC, AEC= ([ATPm] + % [ADPm] +[AMP]) / ([ATPm] + [ADPm] + [AMP]) ("m" refere-se ao compartimento metabólico) para valores tão baixos como 0,2 - 0,3 até ser atingido um novo equilíbrio.[23;25;26] Surpreendentemente, as plaquetas sobrevivem a um período com uma AEC baixa, apesar de a sua funcionalidade ser transitoriamente perdida. Aparentemente, estabelecem prioridades nos mecanismos de consumo de energia e preservam os mecanismos que são essenciais para a sobrevivência à custa da sua capacidade de agregação e secreção.

A adição subsequente de glucose restaura a AEC normal e as plaquetas recuperam as suas propriedades de agregação e de secreção.

Apesar da melhor preservação da MSP em comparação com os controlos ilustrados no presente relatório, é evidente que a preservação das propriedades das plaquetas está longe de ser completa. Uma alteração clara é o aumento da PSE basal nestas células, resultando em >40% de plaquetas positivas após 48 horas de armazenamento a 4°C. A P-selectina é uma proteína incorporada na membrana do grânulo alfa e a sua expressão à superfície reflecte uma secreção gradual do conteúdo do grânulo alfa durante o período de armazenamento. Em trabalhos anteriores, a energia metabólica necessária para a secreção completa foi estimada em 5,2 equivalentes de ATP /10^{11} plaquetas.[35] É pouco provável que, nas condições metabólicas suprimidas aplicadas às MSP, esta energia esteja prontamente disponível. Em vez disso, a expressão da P-selectina pode reflectir danos celulares, especialmente porque é acompanhada por um aumento da exposição à fosfatidilserina e da ligação à Anexina-V (dados não mostrados). Após a transfusão de PCs, as plaquetas ligam-se fortemente a monócitos e neutrófilos, provavelmente como resultado da expressão de P-selectina[36]. A exposição à P-selectina tem sido considerada um marcador da viabilidade plaquetária *in vitro* [19,15] e *in vivo.* [37] Holme et al.1997 encontraram uma correlação fraca entre a expressão da P-selectina e a recuperação plaquetária após a transfusão e uma correlação um pouco melhor com a sobrevivência plaquetária.

Outra perturbação é a diminuição da capacidade de agregação após estimulação por TRAP e ristocetina/VWF. Aparentemente, a proteção por supressão metabólica é incompleta e não é possível evitar alguns danos nos mecanismos que impulsionam a agregação plaquetária. Em contraste, há poucas alterações na adesão ao VWF e ao fibrinogénio pela MSP armazenada a 4°C. A adesão normal ao VWF está de acordo com a expressão quase normal de GPIb nestas células armazenadas a 4°C durante 48 horas. A GPIb medeia o rolamento e a adesão das plaquetas a uma parede de vaso danificada revestida com VWF e inicia a transdução de sinal que leva à ativação das plaquetas.[38,39] A exposição das plaquetas a uma tensão de cisalhamento elevada provoca a agregação através do VWF e da GPIb.[40] Esta interação leva à ativação das plaquetas e à ligação do fibrinogénio à aIIbP3, que forma uma ponte firme entre as plaquetas agregadas.[38] Adelman *et al.*[39] mostraram que o armazenamento de plaquetas a 22°C é acompanhado por uma diminuição da GPIb devido à proteólise. Encontrámos uma diminuição semelhante nas nossas suspensões de Controlo a 22°C e conseguimos reduzir a queda na expressão de GPIb em 30% adicionando ácido épsilon-aminocapróico (1,0 mM), confirmando a natureza proteolítica desta diminuição (não mostrado). A expressão de GPIb em MSP 4°C não foi alterada por este tratamento, ilustrando uma proteólise mínima durante o armazenamento a baixa temperatura. A adesão quase normal ao fibrinogénio indica que o recetor do fibrinogénio, a integrina aIIbP3, está bem preservado.

O armazenamento de plaquetas a baixa temperatura é acompanhado por um aumento do Ca^{2+} citosólico, fragmentação do filamento de actina,[41] ativação de [(41) ativação] de proteases dependentes de $Ca^{(2+)}$[(41;42)] e agrupamento de fosfoinositídeos na membrana plasmática. Pensa-se que estas alterações causam rearranjos dos filamentos de actina induzidos pelo frio e o arredondamento das plaquetas.[12;41] A depleção das reservas intracelulares de $Ca^{(2+)}$) parece aumentar a permeabilidade da membrana plasmática aos iões Ca^{2+}.[42] Estas alterações são acompanhadas pela fosforilação da tirosina da proteína vinculina de 130 kDa.[42] Ainda não se sabe se estas alterações são evitadas pela indução prévia de paragem metabólica. O armazenamento a baixas temperaturas foi durante muito tempo considerado incompatível com a transfusão de plaquetas, uma vez que a ativação pelo frio levava a alterações na forma das plaquetas[41] e na expressão da P-selectina [21;43], que se pensava desencadearem uma rápida remoção da circulação. A utilização de agentes farmacológicos que preservam a forma do disco a baixa temperatura[2] e estudos em ratos deficientes em P-selectina[6] tornaram claro que nem as alterações na morfologia das plaquetas nem a expressão superficial da P-selectina são factores que desencadeiam a remoção das plaquetas após a transfusão.

Estudos recentes em animais mostram que a agregação de GPIb induzida pelo frio pode ser um fator importante para a remoção de plaquetas arrefecidas/aquecidas da circulação através da ligação a 12;13 A possibilidade de a supressão metabólica interferir com o agrupamento das moléculas de GPIb e poder assim suprimir o reconhecimento pelos macrófagos é um assunto interessante para estudos futuros.

O facto de o MSP mantido a 4°C sustentar melhor um período de armazenamento de 48 horas do que as plaquetas de controlo mantidas a 22°C sugere que a privação metabólica pode ser um meio adequado para melhorar a qualidade dos PC's armazenados em condições de banco de sangue. É óbvio que as condições de incubação aplicadas no presente estudo são piores do que as dos bancos de sangue modernos, onde os sacos permeáveis ao gás em combinação com soluções aditivas de plaquetas e plasma autólogo conduzem a uma preservação de plaquetas muito melhor do que nas suspensões de 22°C do presente controlo. Contudo, estas condições sub-óptimas foram aplicadas a todas as suspensões e utilizadas para acelerar o aparecimento de defeitos plaquetários induzidos pelo armazenamento. É evidente que são necessários mais estudos para adaptar a supressão metabólica a condições compatíveis com a transfusão em seres humanos, utilizando os procedimentos actuais para o armazenamento ótimo de PCs.

Agradecimentos

Este projeto foi apoiado pela Sanquin Blood Supply Foundation (projeto id. PPO 01-019). JWNA é apoiado pela Fundação Holandesa de Trombose.

Capítulo 4

Ligação de plaquetas e fagocitose por macrófagos
B.A. Badlou[1,2,3], Y.P. Wu[1,3], W. M. Smid[2] e J.W.N. Akkerman[1,3]
Do [1]Thrombosis and Haemostasis Laboratory, Department of Haematology, University Medical Centre Utrecht, [2]the Sanquin Blood Bank Region North-West Amsterdam, e [3]The Institute for Biomembranes, Utrecht University, Utrecht, Países Baixos.

Transfusion. 2006 Aug;46(8):1432-43.

Resumo

Introdução: Já referimos anteriormente que a paragem metabólica seguida de incubação a 4°C reduz o defeito de armazenamento das plaquetas (Badlou *et al.*, Transfusion 2005). Aqui relatamos que este tratamento também reduz a ligação e a fagocitose por macrófagos.

Conceção e métodos do estudo: A fagocitose de plaquetas marcadas com mepacrina por macrófagos transforma estas últimas em partículas fluorescentes brilhantes facilmente detectáveis por FACS.

Resultados: Em combinação com a análise convencional de ligação, verificámos que a ligação às células THP-1 amadurecidas com PMA é regulada principalmente pela expressão da P-selectina plaquetária e pela fagocitose através da combinação da exposição à fosfatidilserina (PS) e do agrupamento da glicoproteína (GP) Ibalpha. Verificámos que o aprisionamento do Ca2+ plaquetário e o aumento do AMPc reduzem a fagocitose através da diminuição da exposição à PS. O arrefecimento das plaquetas leva a um aumento da ligação e da fagocitose mediada por PS e GPIba. 2+

A depleção prévia das reservas de energia das plaquetas impede este aumento, preservando a baixa concentração de Ca, a exposição à PS e a fagocitose mediada pela PS.

Conclusão: Estes dados caracterizam os factores individuais que controlam a ligação e a fagocitose das plaquetas e podem ajudar a definir as condições que melhoram a sobrevivência das plaquetas armazenadas após a transfusão.

Abreviaturas: GP, glicoproteína; MSP, plaquetas com supressão metabólica; GlcNAc, N-acetilglucosamina; AnnV, anexina V; BAPTA, ácido 1,2-bis-(2-aminofenoxi) etano-NNN'N'-tetra-acético

Introdução

O armazenamento de concentrados de plaquetas à temperatura ambiente facilita o crescimento bacteriano e introduz alterações nas plaquetas indicativas de ativação e início de apoptose. Têm-se procurado melhorar a redução da temperatura de armazenamento, mas este tratamento reduz severamente a sobrevivência das plaquetas transfundidas. Uma das principais caraterísticas do armazenamento de plaquetas é o aumento gradual da expressão superficial da P-selectina (CD62P), um componente das membranas dos grânulos a. O contra-recetor para a P-selectina, o ligando 1 da glicoproteína P-selectina (PSGL-1), está presente nos leucócitos e a correlação inversa entre a expressão da P-selectina e a recuperação das plaquetas após a transfusão é procurada para refletir a destruição das plaquetas através do acoplamento destes receptores. No entanto, a contribuição da expressão da P-selectina para a destruição das plaquetas pode ser apenas pequena, uma vez que as plaquetas humanas transfundidas perdem a P-selectina na circulação[1] e as plaquetas de ratinhos deficientes em P-selectina sobrevivem normalmente.[2,3] Uma segunda caraterística do armazenamento de plaquetas é o aparecimento na membrana de fosfolípidos com carga negativa, como a fosfatidilserina (PS), que é uma propriedade das plaquetas activadas[4,5] e das células que entram em apoptose[3,6]. A exposição à PS pode formar sítios de reconhecimento para a destruição de plaquetas senescentes e um mecanismo semelhante pode remover as plaquetas armazenadas da circulação[6].

As tentativas de reduzir a expressão superficial dos locais de reconhecimento para a destruição das plaquetas basearam-se na prostaciclina, que inibe a secreção e a exposição de PS,[7] na paragem da produção de energia glicolítica e oxidativa, que inibe a ressíntese de ATP necessária para as funções plaquetárias[8,9] e no armazenamento a baixa temperatura, que abranda o metabolismo das plaquetas e, além disso, suprime o crescimento bacteriano.

Há muito que se pensa que o arrefecimento das plaquetas causa danos celulares "irreversíveis", que se reflectem na perda da forma discoide e num aumento do Ca^{2+} citosólico, causando uma fraca sobrevivência pós-transfusão.[10,11] No entanto, os tratamentos que preservam a forma das plaquetas e um nível baixo de Ca^{2+} não conseguiram melhorar a sobrevivência *in vivo*.[12,13] Recentemente, Hoffmeister *et al.*[14] mostraram que o arrefecimento das plaquetas desencadeia o rearranjo da glicoproteína (GP) Iba,CD42b) em aglomerados que são reconhecidos pelos receptores aM02 (CR3/Mac-1) em macrófagos hepáticos, desencadeando a formação de plaquetas

destruição. Uma plaqueta em repouso contém cerca de 20000 moléculas de GPIba ligadas à GPV e GPIX numa estequiometria 2:1:2 distribuída aleatoriamente pela membrana plasmática[11,15,16].

A GPIba serve para ligar as plaquetas ao fator de von Willebrand ativado nos locais de lesão vascular, abrandando a sua velocidade no fluxo sanguíneo e permitindo que outros receptores fixem firmemente as plaquetas à ferida.[16-19] Curiosamente, o frio induziu a formação de aglomerados de GPIba 20 deixa as funções hemostáticas da GPIb alfa perturbadas.

Um meio alternativo de prolongar o armazenamento das plaquetas é a supressão metabólica antes do armazenamento a frio. Mostrámos anteriormente que as plaquetas suportam um período de paragem metabólica sem perderem as suas propriedades adesivas e a sua capacidade de se agregarem e segregarem o conteúdo dos grânulos.[21] Durante a paragem metabólica, as plaquetas não respondem aos agentes activadores de plaquetas, o que está de acordo com a necessidade de energia para a agregação e secreção.

No presente estudo, investigámos os mecanismos que medeiam a ligação das plaquetas aos macrófagos e iniciam a sua destruição. Os resultados revelam os papéis principais da P-selectina de superfície na ligação e da PS exposta e da GPIb alfa agrupada na fagocitose. Mostramos também que o arrefecimento das plaquetas induz a ligação e a fagocitose e que a paragem metabólica prévia protege as plaquetas contra estas alterações induzidas pelo frio. Este efeito protetor pode ser explicado pela supressão da exposição a PS, que proporciona um meio de interferir com a expressão superficial de sinais fagocíticos através de intervenção metabólica.

Materiais e métodos

Obtivemos antimicina A, forbol 12-miristato 13-acetato (PMA), citocalasina B, BAPTA- AM, N-acetilglucosame (GlcNAc), mepacrina (Quinacrina) e Fura-2 AM da Sigma Chemicals (Mannheim, FRG, Alemanha), o anticorpo anti CD42b humano (GPIbaPE (R7014), anticorpo anti CD14-FITC humano, anexina V-PE, anexina V-FITC, anti CD62p humano (P-selectina) e IgG marcada com FITC como controlo negativo da Dako A/S (Glusdorp, Dinamarca), meios de cultura de células sem soro RPMI-1640 da Corning Inc. (Corning, NY, EUA). (Corning, NY, EUA), soro fetal de vitelo (FCS) da Cambrex (Viers, Bélgica), penicilina, sulfato de estreptomicina e tripsina da Gibco invitrogen corporation (Grand Island, N.Y. EUA). A prostaciclina (PGI2) foi obtida da Cayman Chemical Company (Ann Arbor, MI, EUA) e o análogo estável da prostaciclina iloprost da Schering A.G. (Berlim, Alemanha). A anexina V foi uma oferta generosa do Dr. W.L. van Heerde, Departamento de Hematologia, Universidade Radboud de Nijmegen.

Isolamento e armazenamento de plaquetas

Foi colhido sangue venoso fresco de voluntários saudáveis, sem medicação (40 ml), com consentimento informado, em citrato trissódico 1:10 v/v 130 mmol/L. O plasma rico em plaquetas (PRP) foi preparado por centrifugação (*200* g, 15 minutos, 20 °C). Foi adicionado ACD (0,1 volume de 2,5 g de citrato trissódico, 1,5 g de ácido cítrico e 2,0 g de D-glucose em 100 ml de água destilada) para baixar o pH para 6,0 e evitar a ativação das plaquetas durante o isolamento. A suspensão (10 mL) foi lavada por centrifugação (*330g*, 15 minutos, 22 °C) e ressuspendida em Hepes-Tyrode sem glucose (137 mM NaCl, 2,68 mM KCl, 0,42 mM NaH2PO4, 1,7 mM MgCl2, e 11,9 mM NaHCO3, pH 7,2) para uma concentração final de 2 x 10^8 plaquetas/mL. A contagem de plaquetas foi medida num contador de células AL871 (Molab, Hilden, Alemanha). As plaquetas em Hepes-Tyrode contendo glucose (5 mM) foram armazenadas a 22°C (designadas por C22°- plaquetas), uma temperatura de armazenamento atualmente utilizada nos bancos de sangue, e a 0°C (designadas por C0°- plaquetas), uma condição conhecida por induzir a agregação da ligação da GPIba à wMp2 dos macrófagos e a destruição das plaquetas após a transfusão.[22] As plaquetas com supressão metabólica (MSP) foram preparadas por incubação em solução de Hepes-Tyrode sem glucose contendo 20 uM de antimicina A durante 40 minutos a 37°C para esgotar as **reservas** de energia23. As MSP foram armazenadas a 4°C durante os períodos indicados. As suspensões foram armazenadas em tubos fechados e impermeáveis a trocas gasosas, sem agitação. Antes de cada medição, as MSP e as plaquetas C22°- foram incubadas com glucose 20 mM durante 1 hora a 37°C para restaurar de forma óptima a produção de energia; as plaquetas C0°- foram aquecidas durante 15 minutos a 37°C. [23]

Preparação de plaquetas marcadas com mepacrina e de células THP-1 amadurecidas com PMA

Imediatamente antes das experiências de ligação e fagocitose, 100 uL de suspensões de plaquetas foram marcadas com 1 uM de mepacrina em Hepes-Tyrode (pH 7,2, 5 minutos, 22°C). A mepacrina é um composto polifenólico fluorescente, que emite a 519 nm, que se situa na gama de emissão do FITC (530 ±15 nm). A mepacrina livre foi removida (5 minutos, *350g*, 22°C, com modo suave) enquanto se evitava a ativação plaquetária com 10 ng/mL de PGI2. As linhas de células monocitóides THP-1 foram cultivadas a uma densidade de (2 - 4) .10^5 células/mL em RPMI 1640 contendo 10% de FCS, 2 mM de glutamina, penicilina (10 U/L) e estreptomicina (1 ug/L) a 37°C. As células THP-1 foram contadas numa câmara Burker-Turk e foi adicionado 1 ml de suspensão contendo $1x10^6$ células a um poço de uma placa de 48 poços (Corning incorporated, Corning, NY, EUA).

A maturação foi induzida por incubação com 500 nM de PMA durante 24 horas a 37°C, exceto quando indicado em contrário. Em algumas experiências, o PMA livre foi removido das células THP-1 antes da incubação com plaquetas para evitar a ativação plaquetária, conforme indicado.

Interação entre as plaquetas e os macrófagos

A ligação das plaquetas aos macrófagos foi uma modificação do procedimento descrito por Hoffmeister *et al.* [14] Resumindo, $2x10^6$ plaquetas em tampão Hepes-Tyrode (pH 7,2) foram adicionadas a um poço contendo $1x10^6$ células THP-1 amadurecidas com PMA em 1 mL de meio RPMI 1640 e as suspensões misturadas foram incubadas a 37°C sem agitação. Os poços foram lavados suavemente com tampão HBSS (0,3 mM KH2PO4, 13,7 mM NaCl, 417 mM NaHCO3, 31 mM Na2HPO4 e 0,5 mM KCl em água destilada) e as plaquetas livres recolhidas no meio de lavagem foram isoladas por centrifugação-resuspensão sob proteção de PGI2. Os poços foram incubados com 200 ml de tampão HBSS contendo 5 mM de EDTA durante 15 minutos a 0°C, reconstituídos com plaquetas livres removidas durante o passo de lavagem e, em seguida, 100 ML de suspensão foram incubados com 2 ug 'mL de anticorpo anti-CD42b-PE humano e 2 ug/mL de anticorpo anti-CD14-FITC humano durante 15 minutos a 37°C. Em seguida, foi adicionado tampão HBSS e 20 000 partículas foram medidas por citometria de fluxo (FACS Calibur, Becton-Dickinson, San Jose, CA, EUA). Os dados FACS foram analisados com o software WinMDI. A ligação das plaquetas aos macrófagos foi expressa como a percentagem de partículas positivas para CD42b/CD14 do número total de partículas positivas para CD42b e/ou CD14. A fagocitose de plaquetas por células THP-1 amadurecidas com PMA foi medida por análise FACS de células CD14 positivas para mepacrina que eram inacessíveis ao anticorpo anti CD42b-PE e expressa como percentagem do número total de partículas CD14 positivas e CD42b negativas.

Nalgumas experiências, permitiu-se que as células THP-1 ($1x10^6$ células) se fixassem ao vidro, ligeiramente amadurecidas por incubação com 100 nM PMA (15 minutos, 22°C) e incubadas a 22°C com plaquetas armazenadas durante 48 horas a 22°C. A ligação e a fagocitose foram medidas por análise em tempo real com um microscópio de fluorescência Orthoplan (Leica, Heidelberg, Alemanha) com uma objetiva de 100x ligada a um sistema de câmara com dispositivo de carga acoplada (CCD) (Jai, Copenhaga, Dinamarca) acoplado a um computador pessoal com o software Optimas 6.0 DVS (Breda, Países Baixos).

Interferência na ligação e fagocitose

As plaquetas armazenadas nas condições indicadas foram incubadas com anticorpo anti-selectina P (17 ug'ml.), anexina V (17 ug'ml.), citocalasina B (10 uM). BAPTA-AM (10 uM) e iloprost (10 uM) durante 1 hora a 22°C. As adições foram removidas por um passo de lavagem antes da mistura com células THP-1 e da análise da ligação e fagocitose. O papel dos aglomerados de GPIba foi avaliado através da medição da fagocitose das plaquetas frias na presença de GlcNAc (100 mM).

Medição da expressão de P-selectina e PS

As plaquetas foram incubadas com glicose, citocalasina B, BAPTA-AM ou iloprost durante 1 hora a 37°C e a expressão de P-selectina e PS foi medida num FACScalibur [23,24]. As amostras foram fixadas com paraformaldeído a 2% (30 minutos. 22°C) e lavadas com 500 uL de solução salina tamponada com fosfato (PBS; *500g*. 5 minutos. 22°C). Os pellets foram ressuspensos em 50 mL de PBS contendo 1% de BSA e 0,01% de Tween 20 (5 minutos. 22°C) e as suspensões de plaquetas foram incubadas com anexina V-FITC e CD62-p-PE (1 ug/mL cada) durante 1 hora a 22°C no escuro. As amostras foram lavadas em PBS e 10.000 partículas foram analisadas utilizando o software WinMDI.

2+ Medição da [Ca]i

As plaquetas foram incubadas com 0,2 uM de Fura-2-AM durante 45 minutos a 37°C (protegidas da luz) e o Fura-2 livre foi removido através de um passo de lavagem sob proteção de PGI2 (10 nM). A fluorescência do Fura-2 foi registada a 37°C num espetrofotómetro de fluorescência F-4500 (Hitachi Ltd. Tóquio, Japão) com comprimentos de onda de excitação de 340 e 380 nm e emissão a 510 nm. A $[Ca^{2+}]i$ 25 basal foi calculada de acordo com o método de Grynkiewicz et al.

Microscopia confocal

As plaquetas humanas lavadas ($10x\ 10^6$) foram incubadas com moab CD42b-PE (2 ug/mL) (AN51- PE. DAKO. Dinamarca) e mepacrina (50 ug/mL) durante 15 minutos a 37°C. As células THP-1 ($5x\ 10^6$) foram estimuladas com PMA durante 15 minutos a 37°C numa lamela. Em seguida, as plaquetas foram misturadas com as células THP-1 e incubadas durante 30 minutos a 22°C. As amostras foram primeiro identificadas utilizando um microscópio confocal de fluorescência de varrimento a laser (Leica TCS 4D. Heidelberg. Alemanha), conforme definido.[26] Uma objetiva de 63x. 0,75 NA (Zeiss. Thornwood. New York) foi utilizada para iluminar a amostra e foram recolhidas imagens com zoom 4 (31 x 31 lm).

Estatísticas

Os dados são expressos como médias ± SEM com número de observações n. A análise estatística baseou-se num teste t emparelhado ou numa ANOVA de uma via (com teste t posterior) para comparação entre 2 ou mais grupos. As diferenças foram consideradas significativas com um valor de p inferior a 0,05.

Resultados

Ligação e absorção de plaquetas marcadas com mepacrina por macrófagos

A figura 1 mostra imagens de vídeo-microscopia em tempo real da interação, a 22°C, entre plaquetas armazenadas durante 48 horas e células monocíticas THP-1 ligeiramente amadurecidas, uma condição que foi óptima para a análise morfológica. Uma imagem tirada após 5 minutos mostra um número de plaquetas livres e dois macrófagos cobertos com plaquetas (painel A). É também mostrado um macrófago que já fagocitou uma ou mais plaquetas, o que levou à libertação de mepacrina no citosol, tornando o macrófago uma partícula brilhante e fortemente fluorescente. Após 15 minutos, mais plaquetas ligadas foram englobadas e absorvidas pelos macrófagos e destruídas (B). Ao fim de 30 minutos, os três macrófagos estavam fortemente fluorescentes, o que indica que tinham completado a fase de fagocitose (C). Um macrófago que tinha absorvido algumas plaquetas antes de iniciar a sua destruição é mostrado em D. Também é mostrada a fluorescência separada de um macrófago marcado com mepacrina (painel E), plaquetas marcadas com PE (painel F) e a fusão (painel G).

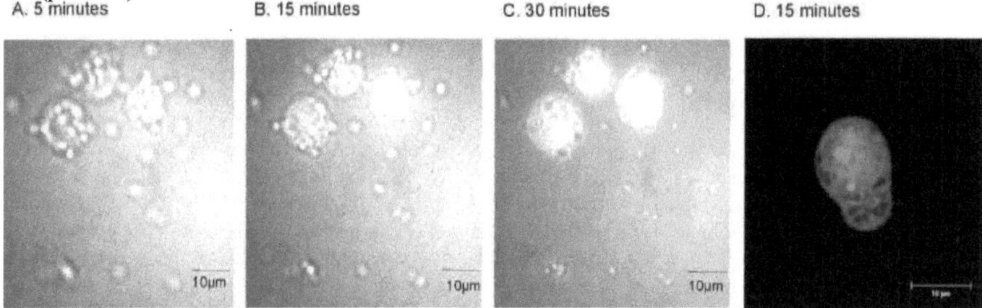

Figura 1. Ligação de plaquetas marcadas com mepacrina a células THP-1 ligeiramente maturadas, seguida da sua fagocitose. Fotografias tiradas após 5 (A), 15 (B) e 30 (C) minutos de incubação a 22°C. Note-se a fluorescência brilhante das células THP-1 após a digestão das plaquetas marcadas com mepacrina. A Figura 1D mostra plaquetas positivas para mepacrina presas numa célula THP-1 antes de serem destruídas. São também mostradas as fluorescências separadas de um macrófago marcado com mepacrina (painel E), de plaquetas marcadas com PE (painel F) e da fusão (painel G).

Análise FACS de misturas de plaquetas e macrófagos

Para definir os sinais fluorescentes das células individuais, os complexos de plaquetas ligadas a macrófagos e macrófagos que tinham absorvido plaquetas marcadas com mepacrina, suspensões separadas e misturas foram analisados por FACS. Os sinais de fluorescência das plaquetas marcadas com CD42b-PE (Figura 2A), mepacrina (Figura 2B), plaquetas duplamente marcadas com CD42b-PE/mepacrina (Figura 2C) foram bem separados. Os macrófagos marcados com CD14-FITC na ausência (Figura 2D) e na presença (Figura 2E) de plaquetas não marcadas também puderam ser facilmente reconhecidos. Quando os macrófagos marcados com CD14-FITC foram incubados com mepacrina, verificou-se uma mudança clara para uma intensidade de fluorescência mais elevada (Figuras 2D e 2F). Quando as plaquetas foram armazenadas durante 48 horas a 22°C e depois incubadas com macrófagos durante 30 minutos a 37°C, parte das plaquetas ligou-se aos macrófagos sem ser incorporada. Estas plaquetas ligadas permaneceram acessíveis à marcação com CD42b-PE. Outra parte ligou-se e foi depois absorvida, tornando-se inacessível para a marcação com CD42b-PE e aumentando a fluorescência de CD14-FITC através da libertação de mepacrina nos macrófagos (Figura 2G). Uma incubação semelhante a 0°C mostrou que, a baixa temperatura, a fagocitose foi abortada, resultando em mais complexos plaquetas-macrófagos acessíveis ao CD42b-PE (Figura 2H).

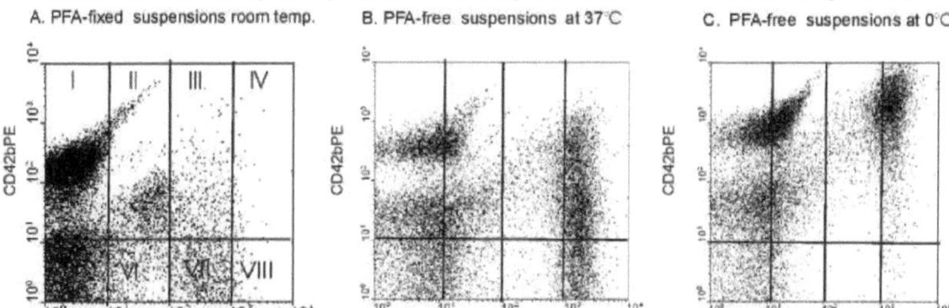

Figura 2. Análise FACS da interação plaquetas-macrófagos. Suspensões de plaquetas marcadas com

CD42b-PE (A), mepacrina (B) e duplamente marcadas com CD42b-PE/mepacrina (C). Macrófagos marcados com CD14-FITC na ausência (D) e na presença (E) de plaquetas não marcadas. Os macrófagos marcados com CD14-FITC incubados com mepacrina mostram uma mudança para uma intensidade de fluorescência mais elevada (F). As plaquetas armazenadas durante 48 horas a 22°C foram marcadas com mepacrina e incubadas com macrófagos durante 30 minutos a 37°C. A análise FACS mostra a ligação e a fagocitose (G). Uma incubação semelhante durante 30 minutos a 0°C mostra que a fagocitose é abortada (H).

Fagocitose de plaquetas armazenadas

Para investigar como o armazenamento das plaquetas altera a sua interação com os macrófagos, foram analisadas a ligação e a fagocitose de plaquetas recém-colhidas e de plaquetas armazenadas até 72 horas a 22°C. A ligação das plaquetas recém-isoladas foi rápida, atingindo cerca de 40% após 10 minutos de interação com os macrófagos. Numa mistura sem PMA, a ligação foi < 20%, o que indica que a ativação das plaquetas é um pré-requisito para a interação plaquetas-macrófagos, **2728**
em conformidade com os resultados anteriores, . A ligação das plaquetas aos macrófagos na presença de PMA manteve-se constante nas plaquetas armazenadas durante diferentes períodos de tempo, o que permitiu uma análise pormenorizada da fagocitose numa ligação constante e máxima. (Figura 3A).

Houve pouca fagocitose de plaquetas recém-isoladas, mas as plaquetas armazenadas durante 48 - 72 horas foram rapidamente fagocitadas, levando a 50% de macrófagos positivos para mepacrina e negativos para GPIb (Figura 3B). Um gráfico de ligação e fagocitose efectuado a diferentes temperaturas realçou ainda mais a cinética diferente dos dois processos (Figura 3C). A ligação de plaquetas frescas foi constante entre 0 e 37°C, mas o armazenamento prolongado levou a um aumento da ligação a baixa temperatura. Assim, para além da ligação das plaquetas aos macrófagos induzida pelo PMA, surgiram factores adicionais a baixa temperatura que aumentaram ainda mais a ligação. Em contraste, a fagocitose aumentou rapidamente com o aumento da temperatura (Figura 3D). Coletivamente, estes resultados demonstram que a ligação e a fagocitose são controladas por mecanismos reguladores diferentes e que o armazenamento de plaquetas induz alterações nas plaquetas que as tornam propensas à fagocitose.

Regulação da ligação das plaquetas e da fagocitose pelos macrófagos

A relação inversa entre a expressão da P-selectina e a sobrevivência das plaquetas após a transfusão [29], o papel da exposição à PS na destruição de células apoptóticas [6,30] e a destruição de plaquetas arrefecidas através da agregação de GPIba sugerem que estes factores contribuem para a ligação das plaquetas e para a fagocitose pelos macrófagos.

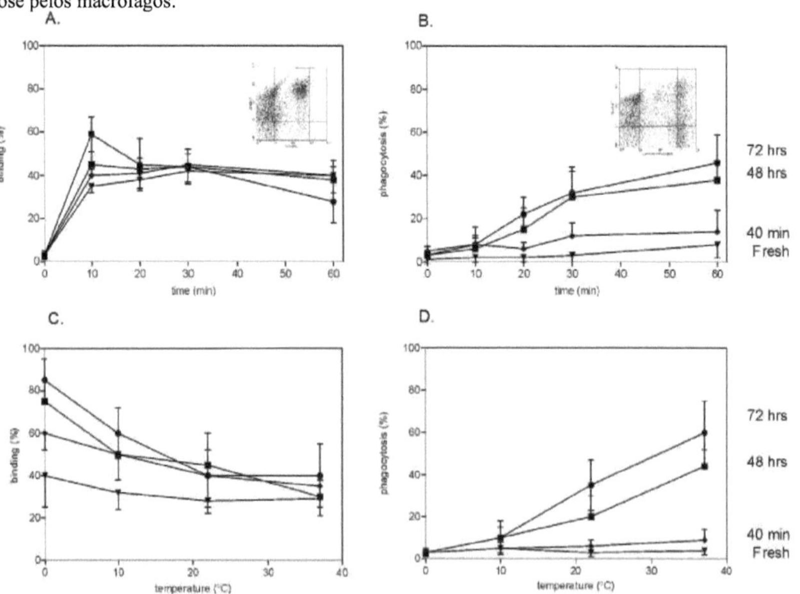

Figura 3. Cinética da ligação das plaquetas e da fagocitose pelas células THP-1. Ligação (A) e fagocitose (B) de plaquetas armazenadas durante 0 - 72 horas (hrs) em tampão com 5 mM de glucose a 22°C. (C,D)

plaquetas incubadas com células THP-1 às temperaturas indicadas durante 30 minutos, 37°C. As inserções mostram plaquetas armazenadas durante 48 horas sem (C) e com (D) marcação com mepacrina para ilustrar especificamente a ligação (C) e a ligação com fagocitose (D). Os dados são médias ± SEM, n = 6. As estatísticas mostram comparações entre plaquetas armazenadas durante 72 horas aos 10 minutos e plaquetas armazenadas durante 40 minutos aos 60 minutos (A). Plaquetas armazenadas por 48-72 horas a 10 e 60 minutos (B) Plaquetas armazenadas por 72 horas a 0 e 20°C (C) e 10 e 37°C (D). ns = não significativo.

Para clarificar a contribuição destes factores, as plaquetas armazenadas durante 48 horas a 22°C foram incubadas durante 1 hora com anticorpo anti-P-selectina para neutralizar a P-selectina expressa à superfície, com anexina V para bloquear a PS exposta e com GlcNAc para interferir com a interação entre os resíduos de GlcNAc nos aglomerados de GPIba e aM02 no macrófago. Nestas condições, houve pouco efeito do PMA, o que está de acordo com a secreção máxima das plaquetas armazenadas durante um período prolongado. Como se pode ver na Figura. 4A, o tratamento com anticorpo anti-P-selectina reduziu a ligação para cerca de 50%, sugerindo um papel importante, mas não exclusivo, da P-selectina na ligação. Em contrapartida, nem a anexina V nem o GlcNAc interferiram com a ligação.

A interferência com a expressão da P-selectina também reduziu a fagocitose, ilustrando que a ligação é um passo limitador da taxa de destruição das plaquetas. O tratamento com anexina V despoletou uma diminuição de mais de 60% na fagocitose, indicando que a exposição a PS é um fator determinante da fagocitose plaquetária.

Tal como observado em plaquetas refrigeradas[14,20], o GlcNAc interferiu com a fagocitose induzindo uma inibição de cerca de 50% (Figura 4B). Estes dados demonstram que a exposição de PS e clusters de GPIba são determinantes na fagocitose de plaquetas por macrófagos.

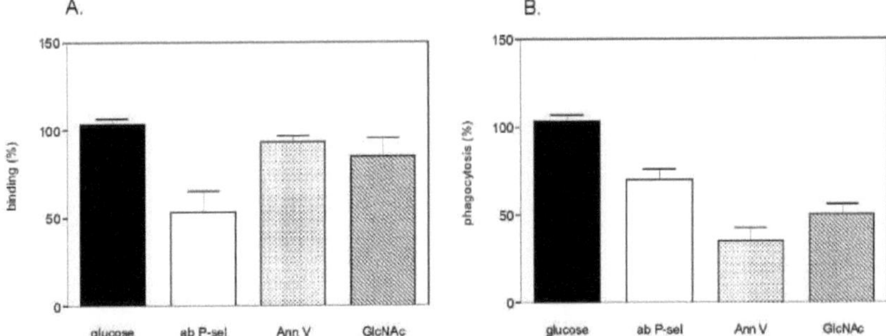

Figura 4. Interferência com a ligação e a fagocitose. Ligação (A) e fagocitose (B) de plaquetas armazenadas durante 48 horas a 22°C e incubadas (1 hora, 37°C) com 100 mM de glucose (um controlo para 100 mM de GlcNAc), anticorpo anti P-selectina (ab P-sel), anexina V (Ann V) e N-acetilglucosamina (GlcNAc). Antes da incubação com células THP-1 (30 minutos, 37°C), as suspensões de plaquetas foram lavadas para remover as adições extracelulares. Os dados são médias ± SEM, n = 4. ns = não significativo.

Para investigar a contribuição do metabolismo plaquetário para a fagocitose, as plaquetas foram armazenadas durante 48 horas a 22°C e subsequentemente incubadas com citocalasina B, um inibidor da montagem da actina da extremidade farpada, BAPTA-AM, um quelante de Ca^{2+} e iloprost, um agente de aumento do AMPc. Em seguida, as plaquetas foram lavadas e a ligação e a fagocitose foram medidas. Nenhum destes tratamentos afectou a ligação (dados não mostrados) e a expressão de P-selectina (Figura 5A), de acordo com a expressão máxima de P-selectina de plaquetas armazenadas a C 22° durante 48 horas[23] e a natureza irreversível da resposta de secreção. A citocalacina B também não alterou a exposição à PS. Em contraste, o BAPTA-AM reduziu a exposição de PS em cerca de 70 (Figura 5B). O iloprost também reduziu ligeiramente a fagocitose, mas a diferença não foi significativa.

A fagocitose não foi afetada pelo tratamento com citocalasina B, o que está de acordo com as observações em plaquetas refrigeradas.[14,22] Estes dados indicam que o Ca^{2+} citosólico e o AMPc contribuem para a regulação da fagocitose das plaquetas. Para investigar se a menor fagocitose na presença destes inibidores era o resultado da interferência com o agrupamento de GPIba ou com a expressão de PS, os estudos foram repetidos na presença de anexina V para bloquear a exposição de PS e com GlcNAc para interferir com a fagocitose através de agrupamentos de GPIba A presença de anexina V salvou a fagocitose de plaquetas pré-tratadas com BAPTA-AM e iloprost (Figura 5C).

Na presença de GlcNAc, o efeito dos inibidores permaneceu o mesmo (Figura 5D). Além disso, a citocalasina B reduziu a fagocitose em 55%. Uma vez que este inibidor não conseguiu interferir com a expressão de PS, isto aponta para o envolvimento de outros factores que contribuem para a regulação da fagocitose em condições que suprimem a agregação de GPIba. Juntamente com a redução da expressão superficial de PS na presença destes inibidores, estes resultados indicam que o BAPTA-AM e o iloprost reduzem a fagocitose através da diminuição da exposição de PS sem interferir com a formação de aglomerados de GPIba.

Preservação óptima das plaquetas

A nossa observação anterior[23] de que a paragem metabólica seguida de armazenamento a baixa temperatura e recuperação com glucose a 37°C preserva melhor a adesão e agregação plaquetárias do que as plaquetas armazenadas a 22°C e 0°C levou-nos a perguntar se este tratamento também reduzia a ligação e a fagocitose. As MSP foram preparadas incubando plaquetas lavadas em meio sem glucose e contendo antimicina A durante 40 minutos a 37°C para reduzir o fornecimento de energia glicolítica e abortar a ressíntese mitocondrial de ATP metabólico. Em seguida, as plaquetas foram armazenadas a 4°C durante 48 horas e, depois disso, a produção de energia foi restaurada por incubação com glucose a 37°C. Após 40 minutos de incubação em meio rico em energia, as plaquetas apresentaram 20% de ligação aos macrófagos num meio rico em PMA.

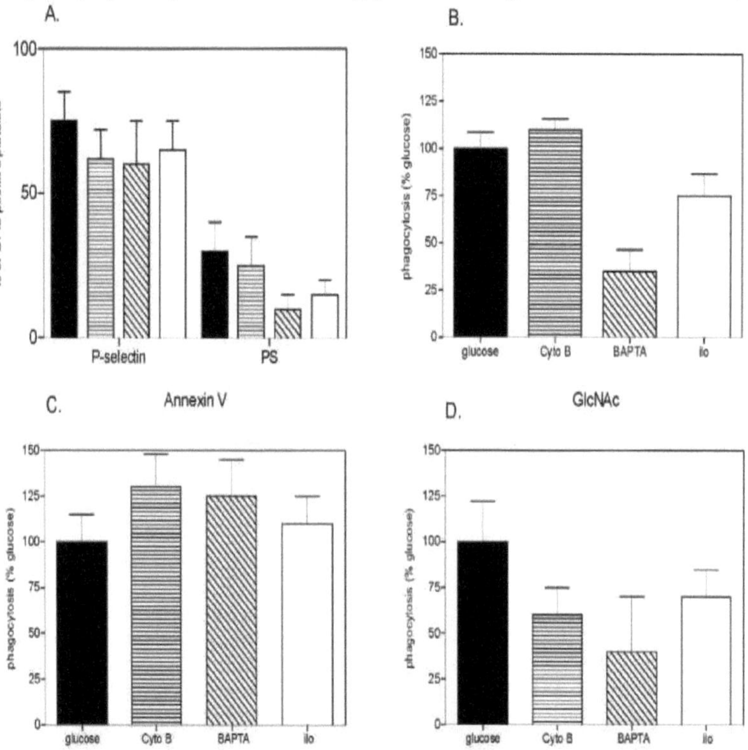

Figura 5. Interferência metabólica na fagocitose plaquetária. (A) O efeito da glucose (5 mM), da citocalasina B (Cyto B, 10 ^M), do BAPTA-AM (10 ^M) e do iloprost (10 ^M) durante 1 hora a 37°C foi estudado na expressão superficial da P-selectina e na exposição da PS em plaquetas armazenadas à temperatura ambiente durante 48 horas. (B) O efeito destes inibidores na fagocitose. O BAPTA-AM interferiu com a exposição de PS e a fagocitose; o iloprost teve um efeito ligeiro.(C) As mesmas incubações na presença de anexina V (10 p.g/ mL) para neutralizar os PS expostos e (D) na presença de GlcNAc (100 mM) para bloquear a fagocitose mediada por GPIba. Os dados são médias ± SEM, n = 6.

Uma incubação semelhante em meio sem energia induziu uma ligação semelhante, indicando que, nestas condições, a redução do teor de energia não afecta a ligação, embora reduza a agregação (Figura 6A, e inset). Em contraste, as plaquetas arrefecidas em gelo sem interferência metabólica apresentaram um aumento de 2,5 vezes na ligação em comparação com os controlos.

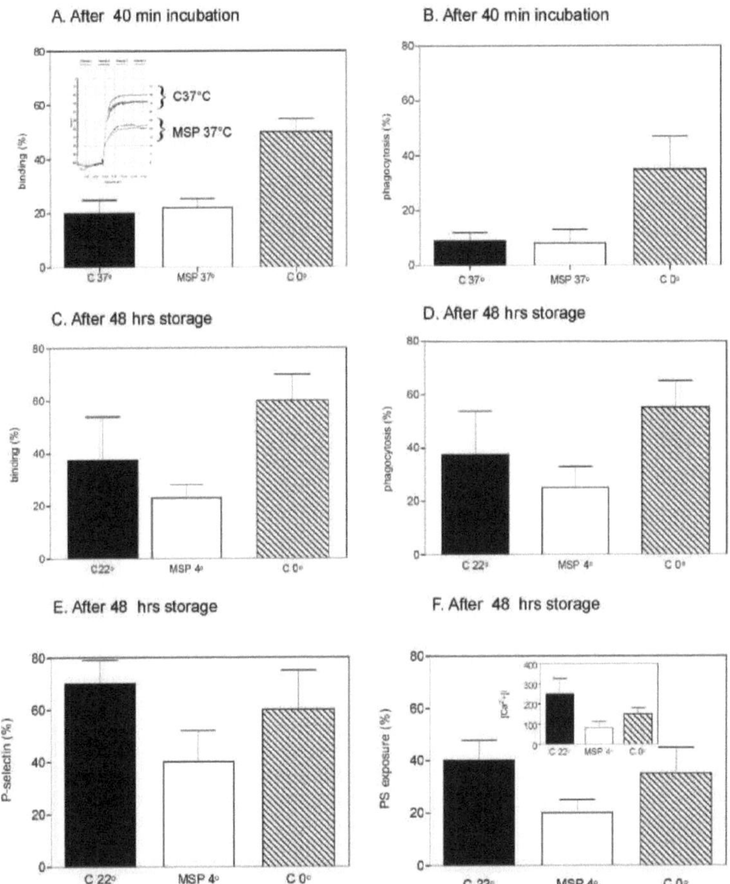

Figura 6 Ligação e fagocitose de plaquetas armazenadas em diferentes condições. (A) Ligação e (B) fagocitose de plaquetas incubadas durante 40 minutos a 37°C em meio isento de antimicina A e contendo glicose (controlos, C37°) e em meio isento de glicose e contendo antimicina A (MSP 37°) e em gelo (C0°). A inserção em (A) mostra que a supressão metabólica diminui a agregação induzida por TRAP em MSP incubado durante 40 minutos a 37°C. As suspensões foram armazenadas durante 48 horas às temperaturas indicadas e analisadas quanto a (C) ligação, (D) fagocitose e (E) expressão superficial de P-selectina e (F) PS. A inserção em (F) mostra a concentração de Ca^{2+} nas plaquetas armazenadas durante 48 horas antes da adição às células THP-1Os dados são médias ± SEM, n = 6. ns = não significativo.

Quando a fagocitose das três preparações de plaquetas foi analisada, foram observadas diferenças semelhantes. As plaquetas armazenadas a 22°C e as MSP's apresentaram cerca de 10% de fagocitose (Fig. 6B).

A refrigeração induziu quase 3 vezes mais, ilustrando a indução de fagocitose por uma queda de temperatura, conforme descrito anteriormente.[14] O armazenamento subsequente a 22°C aumentou a ligação, mas não a 4°C e 0°C (Figura 6C). Em contraste, a fagocitose aumentou durante o armazenamento prolongado nas três condições de armazenamento (Figura 6D). Estas diferenças foram acompanhadas por alterações semelhantes na expressão de P-selectina e na exposição a PS. Em comparação com as plaquetas armazenadas à temperatura ambiente e refrigeradas, as MSP parecem estar mais bem protegidas contra as alterações induzidas pelo armazenamento que despoletam a expressão de PS, provavelmente devido à sua capacidade de preservar uma baixa $[Ca^{2+}]i$ (Figura 6F, inset). Em conjunto, os dados da figura 6 mostram que as diferenças na ligação explicam uma parte importante das diferenças na fagocitose observadas entre as três suspensões. Estudos semelhantes efectuados na ausência de PMA revelaram uma menor ligação e fagocitose após 40 minutos de armazenamento, mas as diferenças entre as três suspensões permaneceram as mesmas. Após 48 horas de armazenamento, a remoção do PMA teve pouco efeito (dados não mostrados).

Para investigar mais pormenorizadamente a contribuição da exposição de PS e do agrupamento de GPIba em MSP e plaquetas refrigeradas, a fagocitose foi medida na presença de anexina V para bloquear o papel de PS expresso e de GlcNAc para bloquear a fagocitose através de agrupamentos de GPIba. Além disso, as MSP foram analisadas antes e depois da fase de recuperação com glucose para avaliar o papel da energia metabólica (Figura 7).

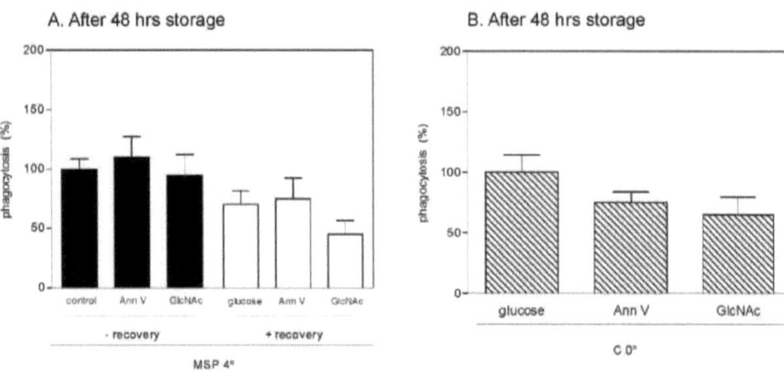

Figura 7 Fagocitose mediada por PS e GPIba **de MSP e plaquetas refrigeradas.** (A) Fagocitose de MSP armazenadas a 4°C durante 48 horas antes (0 mM glucose) e depois (20 mM glucose) na presença de anexina V e GlcNAc. A recuperação reduz a fagocitose e restaura a inibição pelo GlcNAc, mas não pela anexina V. (B) Plaquetas arrefecidas (C0°) armazenadas em gelo durante 48 horas e tratadas com 100 mM de glucose, anexina V e 100 mM de GlcNAc. As plaquetas C° permanecem sensíveis ao GlcNAc. Os dados são médias ± SEM, n = 4. ns = não significativo.

93

As MSP que ainda se encontravam na fase de depleção de energia foram fagocitadas por macrófagos, tal como se verificou com as MSP após a fase de recuperação. No entanto, nem a anexina V nem o GlcNAc interferiram com a fagocitose destas células, indicando que outros processos, para além da exposição de PS e da agregação de GPIba, foram responsáveis pela destruição. A recuperação com glucose induziu uma fagocitose 30% inferior. Este número manteve-se inalterado na presença de anexina V, mas o GlcNAc induziu uma diminuição da fagocitose, tal como observado nas plaquetas a 22°. As plaquetas arrefecidas a 0°C e armazenadas durante 48 horas apresentaram uma fagocitose inferior na presença de GlcNAc, o que é semelhante ao observado com as plaquetas armazenadas à temperatura ambiente.

Discussão

O presente estudo mostra que a ligação das plaquetas aos macrófagos e a fagocitose que se segue são reguladas por mecanismos diferentes. As plaquetas recém-colhidas na ausência de activadores plaquetários mostram pouca ligação e o tratamento com PMA é necessário para induzir uma interação rápida e completa com os macrófagos. A ligação induzida por PMA permanece constante quando as plaquetas são armazenadas a 22°C, o que torna possível investigar a regulação da fagocitose. A ligação parece ser, em grande parte, mediada pela P-selectina expressa na superfície das plaquetas, uma vez que (i) está ausente nas plaquetas com secreção bloqueada pelo tratamento com prostaciclina[7], (ii) está presente nas plaquetas que expressam a P-selectina[29,31] e (iii) é inibida por um anticorpo anti-P-selectina (este estudo). A inibição por anti P-selectina é incompleta, sugerindo que poderá estar envolvido um mecanismo adicional que ainda não foi identificado. De facto, as plaquetas sobrevivem normalmente em ratinhos deficientes em P-selectina, indicando que a P-selectina não é um mediador exclusivo da interação plaqueta-macrófago[2]. Os candidatos à ligação independente da P-selectina aos macrófagos são o CD36, o receptor a_v03 da vitronectina[32] e o par ligando-receptor CD40-CD40L[33].

A P-selectina e o PSGL-1 regulam a interação inicial entre a parede do vaso e os leucócitos e entre as plaquetas activadas e os leucócitos. A P-selectina é uma proteína transmembranar presente nos corpos de Weibel-Palade das células endoteliais e nos grânulos a das plaquetas e transloca-se rapidamente para a superfície celular após a ativação celular.[34] Juntamente com a integrina aM02, o PSGL-1 regula a adesão dos leucócitos ao endotélio.[35]

O PSGL-1 também está presente nas células THP-1 maduras[36] e o acoplamento com a P-selectina pode ser um primeiro passo no processo que leva à destruição das plaquetas.

A ativação de monócitos mediada pelo PSGL-1 leva à ativação conformacional de wMp2, à síntese e libertação de várias citocinas, quimiocinas e espécies reactivas de oxigénio e à expressão de factores tecidulares[37]. Também desencadeia a expressão superficial de PS, contribuindo para a ativação do sistema de coagulação mediada por PS[37]. Se um mecanismo semelhante estiver operacional nos macrófagos, a estimulação do PSGL-1 iniciaria a libertação de quimiocinas e a fagocitose das plaquetas.

A fagocitose de plaquetas depende da exposição superficial de PS e do agrupamento de GPIba e nenhum deles parece estar envolvido na ligação. Também a ligação de linfócitos, células Jurkat e neutrófilos a macrófagos é independente de PS.[38] Hoffmann et al. [6] postularam que, independentemente dos receptores envolvidos no fagócito, a ingestão não ocorre na ausência de PS expostos. O presente estudo mostra que a neutralização da PS exposta pela anexina V leva a uma inibição de mais de 50% da fagocitose plaquetária, indicando que a PS exposta é um componente crucial na via fagocítica, de acordo com os achados em linfócitos ou neutrófilos[38,3,30]. A distribuição assimétrica de fosfolípidos nas membranas plasmáticas é normalmente mantida por transportadores lipídicos dependentes de energia que translocam diferentes fosfolípidos de uma monocamada para a outra contra os respectivos gradientes de **concentração30**. Quando as plaquetas são activadas ou entram em apoptose, a assimetria lipídica pode ser perturbada por scramblases que transportam fosfolípidos de forma não específica entre as duas monocamadas[30] num processo dependente de ATP e $[Ca^{2+}]i$. Nas plaquetas armazenadas, a exposição de PS pode funcionar da mesma forma, gerando um sinal para ingestão[6,14]. O reconhecimento de PS depende do receptor de PS[6] no macrófago. Os receptores scavenger LOX-139, CD36 40, SRB-1[41] e a integrina a_v03 podem ter um papel no reconhecimento do PS. As cascatas de sinalização iniciadas pelo contra-recetor de PS podem envolver as pequenas GTPases Rac[42] e cdc42[43], que estão implicadas no "ruffling" da membrana[6].

A agregação de GPIba através de ligações de açúcar foi demonstrada em plaquetas que foram rapidamente arrefecidas em gelo e é considerada a principal causa da curta sobrevivência das plaquetas armazenadas a frio após a transfusão. Os dados actuais mostram que a fagocitose mediada por GPIba por macrófagos também ocorre durante o armazenamento prolongado à temperatura ambiente, o que é prática diária nos bancos de sangue. O agrupamento de GPIba é independente da montagem da actina da extremidade farpada, uma vez que ocorre na presença de citocalacina B, o que está de acordo com observações anteriores.[14,22]

A interferência com o metabolismo plaquetário após armazenamento prolongado não alterou as propriedades de ligação, mas reduziu a fagocitose. Uma vez que o agrupamento de GPIba parece não ser afetado por mediadores intracelulares,[20] é provável que a redução da fagocitose na presença de BAPTA-AM e iloprost reflicta a interferência com a exposição de PS. O BAPTA liga-se ao Ca^{2+} citosólico e suprime o aumento do Ca^{2+} após a ativação[44] e armazenamento das plaquetas. O BAPTA manteve a ligação inalterada mas reduziu a fagocitose em mais de 50%. Estudos anteriores demonstraram que a exposição da PS é um processo reversível, embora o mecanismo que restaura o posicionamento da PS no folheto interno da membrana plasmática esteja por explicar[45]. O iloprost é um derivado estável da prostaciclina e induziu uma ligeira inibição da fagocitose, mas não interferiu com a ligação. A prostaciclina é conhecida por aumentar o AMPc, que através da proteína quinase A inibe muitos passos nas cascatas de ativação plaquetária. Também suprime um aumento da $[Ca^{2+}]i$ e a diminuição da fagocitose induzida pelo iloprost pode refletir a inibição da sinalização do Ca^{2+}, diminuindo assim a expressão da PS[46].

O armazenamento à temperatura ambiente também levou a uma diminuição da fluorescência de CD42b-PE. Uma diminuição semelhante foi encontrada em plaquetas armazenadas a 4°C na presença de inibidores de proteólise (dados não mostrados). Ainda não foi investigado se esta alteração na ligação do anticorpo reflecte alterações na GPIba envolvidas na fagocitose.

Para investigar a forma como as diferentes condições de armazenamento induzem a ligação e a fagocitose, as plaquetas C 22° foram comparadas com as plaquetas C 0° e as plaquetas com paragem metabólica (MSP). No final do período de 40 minutos de inanição a 37°C, a ligação e a fagocitose de MSP não eram diferentes das plaquetas incubadas num meio normal. Em contrapartida, a refrigeração das plaquetas a 0°C aumentou a ligação e a fagocitose. A fagocitose induzida pelo arrefecimento já foi referida anteriormente[14] e os presentes resultados sugerem que o aumento da ligação contribui para a elevada fagocitose destas células. O armazenamento subsequente durante 48 horas aumentou ainda mais a ligação das plaquetas C 22°, mas não das plaquetas C 0°. A análise da expressão de P-selectina confirmou as diferenças de ligação entre estas suspensões. Em contrapartida, após 48 horas de armazenamento, todas as suspensões registaram uma maior fagocitose. Mais uma vez, as diferenças na fagocitose entre as suspensões foram acompanhadas por diferenças semelhantes na exposição à PS, confirmando o papel da PS como um sinal fagocitário importante. Assim, a vantagem do armazenamento a baixa temperatura é a supressão dos sinais de ligação e fagocitose durante o armazenamento.

A vantagem da supressão metabólica reside na proteção contra as alterações celulares infligidas durante a queda da temperatura. A análise separada da fagocitose mediada por PS e GPIba revelou que a supressão metabólica atenuou o aumento de $[Ca^{2+}]i$ durante o armazenamento das plaquetas, resultando numa menor expressão de PS e fagocitose mediada por PS em comparação com as plaquetas a 22° e 0°. A fagocitose mediada por GPIba manteve-se presente desde que o metabolismo energético fosse restaurado. Para além da fagocitose mediada por PS, o arrefecimento preservou a fagocitose mediada por PS, de acordo com o nível mais elevado de $[Ca^{2+}]i$ e de PS exposto observado nestas células. Uma limitação deste estudo que deve ser reconhecida é a sua restrição a condições *in vitro*. Assim, embora a relevância dos nossos resultados para a sobrevivência das plaquetas *in vivo* permaneça sem resposta, eles podem ajudar a definir condições que melhorem a sobrevivência das plaquetas após a transfusão.

Agradecimentos

Os autores agradecem aos Drs. A. Martens e H. Rozenmuller, Departamento de Hematologia, UMCU, por discussões úteis.

Capítulo 5
papel da glicoproteína iba na fagocitose
DAS PLAQUETAS PELOS MACRÓFAGOS

8.   A. Badlou[1,2,4], G. Spierenburg[3], W. M. Smid[4] e J.W. N. Akkerman[1,2]

[1]Thrombosis and Haemostasis Laboratory, Department of Haematology UMC-Utrecht e [2]Institute for Biomembranes Utrecht University, [3]Department of Immunology, UMCUtrecht, e [4]Sanquin Blood Bank Region North-West, Utrecht, Países Baixos,

Transfusion 2006 Dec;46(12):2090-9.

Resumo

FUNDAMENTO: O armazenamento de plaquetas a 0 - 4 °C suprime a multiplicação bacteriana, mas induz aglomerados de glicoproteína Iba (GPIba) que desencadeiam a sua fagocitose por macrófagos e reduzem a sua sobrevivência após a transfusão. Investigámos se o armazenamento a frio afectava a ligação de um anticorpo anti-GPIb e uma possível relação com a ligação das plaquetas e a fagocitose por macrófagos *in vitro*.

CONCEPÇÃO DO ESTUDO E MÉTODOS: As plaquetas humanas foram isoladas e armazenadas durante 1 - 48 horas a 0°C. A ligação do anticorpo AN51-PE aos aminoácidos (AA) 1-35 da GPIba (CD42b) foi comparada com a ligação das plaquetas às células monocíticas maduras THP-1 e a fagocitose das plaquetas marcadas com mepacrina por estas células foi analisada por FACS.

RESULTADOS: As plaquetas frescas detectadas como partículas AN51-PE positivas apresentaram ligação normal e < 5% de fagocitose. O armazenamento a frio diminuiu a ligação AN51-PE e aumentou a fagocitose. A N-acetilglucosamina, conhecida por interferir com o reconhecimento pelos macrófagos dos agrupamentos GPIba, restaurou a ligação AN51-PE e suprimiu a fagocitose.

CONCLUSÕES: Concluímos que a ligação de um anticorpo contra AA 1-35 na GPIba reflecte alterações na GPIba que tornam as plaquetas alvos de fagocitose *in vitro* por macrófagos.

ABREVIATURAS: moAb: anticorpo monoclonal; AN51: moAb CD42b (GPIba) clone R7014; AA: aminoácidos; GlcNAc= N-acetil glucosamina

Introdução

O armazenamento de concentrados de plaquetas à temperatura ambiente facilita a multiplicação microbiana e introduz alterações nas plaquetas indicativas de ativação e apoptose.[1-3] Têm-se procurado melhorar a redução da temperatura de armazenamento, reduzindo assim o crescimento bacteriano e abrindo caminhos para prolongar o período de armazenamento.[4-7] Uma desvantagem do armazenamento a frio é o facto de induzir a chamada lesão plaquetária induzida pelo frio, que é acompanhada por alterações na glicoproteína (GP) Ib, alteração da forma e montagem da actina,[9] ativação da miosina e aumento da $[Ca^{2+}]i$.[10] O principal inconveniente do armazenamento a frio é a indução de aglomerados de GPIba do recetor do fator de von Willebrand (FVW), que são reconhecidos pelos receptores da integrina a.\lp2 (Mac-1, CR3) nos macrófagos hepáticos, desencadeando uma rápida destruição das plaquetas *in vitro* e a sua remoção do sistema 5;8;11

Os aglomerados de GPIba expõem a N-acetilglucosamina (GlcNAc) à qual aM02 se liga através da afinidade da integrina por glicanos ligados a N. A galactosilação enzimática de plaquetas refrigeradas bloqueia o reconhecimento de aMp2 e prolonga a circulação de plaquetas armazenadas a frio.

A GPIba é um membro do complexo GPIb-V-IX e uma importante sialoglicoproteína que contém 12;13 diferentes oligossacáridos ligados a N e O. ʾO complexo forma-se no retículo endoplasmático e é transportado para o golgi para posterior modificação.[14] A GPIba serve para a ligação das plaquetas ao VWF ativado nos locais de lesão vascular, diminuindo a sua velocidade no fluxo sanguíneo e permitindo que outros receptores fixem firmemente as plaquetas ao 13;15

ferida. ʾEmbora as plaquetas arrefecidas formem aglomerados de GPIba, esta propriedade não altera as funções hemostáticas do recetor.[8] O sítio de ligação do VWF está localizado nos aminoácidos (AA) 36-200 na parte N-terminal da GPIba, que contém as 7 repetições ricas em leucina. Faz parte da glicocalicina, uma região da GPIba rapidamente libertada por degradação proteolítica.[16;17] É também o local de ligação do fator XI na plaqueta activada.[17;18] A clivagem da glicocalicina prejudica a ligação do fator XI e afecta a cessação da hemorragia.[18]

A expressão de GPIb na superfície das plaquetas é facilmente detectada por análise FACS após incubação com um anticorpo monoclonal marcado com PE ou FITC (moAb).[19]

Sabe-se que o armazenamento à temperatura ambiente provoca alterações na superfície das plaquetas que diminuem a ligação do anticorpo à GPIba, levando a uma mudança para uma intensidade de fluorescência mais baixa.[19] Geralmente, procura-se que isto reflicta a clivagem proteolítica da GPIb através da metaloproteinase do fator de necrose tumoral-uma enzima de conversão (TACE) ou ADAMS-17.[20;21]

O ADAMS-17 é um constituinte do plasma e está presente em concentrados de plaquetas preparados em misturas de solução aditiva e plasma.**21** A GPIba partilha a sensibilidade a danos proteolíticos com outros receptores de superfície das plaquetas, como a P-selectina, o ligando CD40 e o GPV. A glicocalicina, que é libertada da GPIba, e o GPV estão presentes no plasma, onde podem servir como inibidores de feedback limitando o desenvolvimento de trombos. [22] A proteólise diminui drasticamente com a redução da temperatura e seria de esperar que a GPIb permanecesse intacta nas plaquetas armazenadas a frio. No entanto, a expressão de GPIba diminui após armazenamento prolongado a 4°C. No decurso dos nossos estudos sobre o armazenamento de plaquetas, verificámos que a ligação de um moAb marcado com PE, dirigido contra os aminoácidos (AA) 1-35 no flanco N-terminal da região rica em leucina da GPIba, denominado AN51, diminui durante o armazenamento a 4°C. Esta é uma condição em que as plaquetas expressam propriedades que as tornam alvos de fagocitose por macrófagos. No presente estudo, investigámos a natureza da perda de afinidade para AN51 e o seu possível impacto nos mecanismos que controlam a ligação das plaquetas aos macrófagos e a sua subsequente destruição.

Materiais e métodos

Obtivemos forbol 12-miristato 13-acetato (PMA), mepacrina (Quinacrina), manose, N-acetilglucosamina (GlcNAc) da Sigma Chemicals (Mannheim, FRG, Alemanha). O anti CD42b humano (GPIb PE (clone R7014 AN51 dirigido contra AA1-35 do flanco N-terminal de GPIb), AN51 não marcado, anti CD14 humano-FITC e IgG marcada com FITC como controlo negativo foram fornecidos por Dako A/S (Glusdorp, Dinamarca). Os meios de cultura de células sem soro RPMI1640 foram fornecidos pela Corning Inc. (Corning, NY, EUA), o soro fetal de vitelo (FCS) pela Cambrex (Viers, Bélgica), a penicilina, o sulfato de estreptomicina e a tripsina pela Gibco invitrogen corporation (Grand Island, NY, EUA), a prostaciclina (PGI2) pela Cayman Chemical Company (Ann Arbor, MI, EUA). O classificador FACSAria era da BD Biosciences Pharmingen (EUA). O análogo estável da prostaciclina iloprost foi uma oferta gentil da Schering A.G. (Berlim, Alemanha). O inibidor da TNF-protease N (R)-[2- (hidroxiaminocarbonil)metil]-4-metilpentanoil-L-alanina amina (TAPI) foi obtido da Calbiochem (Louisville, KT, EUA).

A D-glucose foi fornecida pela BDH analaR (Poole Dorset, Reino Unido). O moAb 6D1 contra AA 104-128 do domínio de ligação do VWF foi uma dádiva generosa do Dr. Ruggeri do Department of Molecular and Experimental Medicine, The Scripps Research Institute (La Jolla, CA, EUA). O MoAb 6B4 foi dirigido contra os AA 201-268 que se sobrepõem parcialmente aos locais de ligação da trombina e do complexo VWF-ristocetina e o moAb 10H9 contra os AA 276-282 adjacentes a estes 23;24

foram descritos sítios de ligação. ;

Isolamento e armazenamento de plaquetas

Foi colhido sangue venoso fresco de voluntários saudáveis (40 ml), com consentimento informado, em citrato trissódico 1:10 v/v 130 mmol/L. Os dadores declararam não ter tomado qualquer medicação durante as duas semanas anteriores à colheita de sangue. O plasma rico em plaquetas foi preparado por centrifugação (*200* g, 15 minutos, 20 °C). Foi adicionado ACD (0,1 volume de 2,5 g de citrato tri-sódico, 1,5 g de ácido cítrico e 2,0 g de D-glucose em 100 ml de água destilada) para baixar o pH para 6,0 e evitar a ativação das plaquetas durante o isolamento posterior. As suspensões foram centrifugadas (*330* g, 15 minutos, 22 °C) e ressuspendidas em Hepes-Tyrode (137 mM NaCl, 2,68 mM KCl, 0,42 mM NaH_2PO_4, 1,7 mM $MgCl_2$ e 11,9 mM $NaHCO_3$, pH 7,2) com 5 mM de glucose para uma concentração final de 2×10^8 plaquetas /mL. A contagem de plaquetas foi medida num contador de células AL871 (Molab, Hilden, Alemanha). As plaquetas foram armazenadas em gelo (denominado suspensão C0) por até 48 horas, uma condição conhecida por induzir o agrupamento de GPIba e a ligação e fagocitose por macrófagos.[8] As suspensões foram armazenadas em tubos fechados impermeáveis para troca de gás sem agitação. Antes de cada medição, as suspensões de C0 foram reaquecidas por 15min. a 37°C, conforme descrito.[25]

Análise da ligação de GPIb ao anticorpo AN51-PE

8 A expressão de GPIba foi medida incubando 0,1 mL de suspensão de plaquetas (2 x 10 plaquetas/mL) com anticorpo AN51 marcado com PE durante 15 minutos a 37°C nas concentrações indicadas. Subsequentemente, foram adicionados 300 pl de PBS e foram analisados 10000 eventos num FACScalibur (BD Biosciences, EUA). A distribuição da fluorescência do AN51-PE nas plaquetas frescas foi selecionada e designada por fração M1. A perda de ligação do AN51-PE durante o armazenamento resultou numa mudança para uma fluorescência mais baixa, denominada fração M2. As medições quantitativas das alterações na fluorescência da GPIba foram avaliadas pelo software WinMDI.

Algumas experiências foram efectuadas após incubação prévia durante 30 minutos, a 37°C, com 5 mM EDTA, 110 nM TAPI, 100 mM GlcNAc, 100 mM manose e 100 mM glucose. Para investigar quais as regiões da GPIba que contribuíram para as alterações de afinidade da ligação AN51-PE, as plaquetas foram pré-incubadas com 10 Lig'ml. dos seguintes moAb's: AN51 (não marcado), 6D1, 6B4 e 10H9 sem e com GlcNAc durante 60 minutos, 37°C, antes da incubação com 2 ug'L de AN51-PE.

Ensaio de ligação e fagocitose

O ensaio de ligação e fagocitose foi efectuado conforme descrito. As linhas celulares monocíticas THP-1 foram cultivadas a uma densidade de $(2 - 4) \cdot 10^5$ células/mL em RPMI 1640 contendo 10% de FCS, 2 mM de glutamina, penicilina (10 U/L) e estreptomicina (1 ug'L) a 37°C.[26,28] As células THP-1 foram contadas numa câmara de contagem Burker-Turk e 1 mL de suspensão contendo 1.10^6 células foi adicionado a um poço de uma placa de 48 poços (Corning incorporated, Corning, NY, EUA). A maturação dos monócitos em macrófagos foi induzida por incubação com 500 nM de PMA durante 24 horas a 37°C. Antes das experiências de ligação e fagocitose, 100 LIL de suspensão de plaquetas foram marcadas com 1 iiM de mepacrina em Hepes-Tyrode (pH 7,2, 5 minutos, 22°C).[25] A mepacrina é um composto polifenólico fluorescente, que emite a 519 nm, na gama de emissão do FITC (530 ±15 nm). A mepacrina livre foi removida por um passo de lavagem (5 minutos, *350g*, 22°C, com modo suave) enquanto se evitava a ativação plaquetária com 10 ng/mL de PGI2. Em seguida, os pellets foram ressuspendidos em 25 ll de tampão Hepes-Tyrode (pH 7,2) contendo $2 \cdot 10^5$ plaquetas/mL foram adicionados a 1.10^6 macrófagos em 1 mL por poço e 2 mM CaCl2 e MgCl2 foram adicionados (diluídos em HBSS) e incubados durante 30 min, 37°C. Subsequentemente, todos os poços foram lavados suavemente 3 vezes com tampão HBSS (0,3 mM KH2PO4, 13,7 mM NaCl, 417 mM NaHCO3, 31 mM Na2HPO4 e 0,5 mM KCl em aqua dest) . A cada poço foram adicionados 200 lL de HBSS, seguidos de EDTA (5 mM diluído em HBSS) e incubados durante 15 minutos em gelo. As amostras foram incubadas com MoAb AN51- PE durante 15 minutos, a 37°C. A todas as amostras foram adicionados 300 l de PBS e foram imediatamente medidos 20 000 eventos num FACScalibur. A análise quantitativa foi efectuada utilizando o software WinMDI. A ligação das plaquetas aos macrófagos foi expressa como a percentagem de partículas positivas para CD42b/CD14 em relação ao número total de partículas positivas para CD42b e/ou CD14.

A fagocitose de plaquetas por células THP-1 maturadas com PMA foi medida por análise FACS de células CD14 positivas para mepacrina que eram inacessíveis ao anticorpo anti CD42b-PE e expressa como percentagem do número total de partículas CD14 positivas e CD42b negativas.

Seleção de plaquetas com elevada e baixa afinidade de ligação ao AN51

Para separar as suspensões com alta e baixa ligação ao AN51, as plaquetas foram armazenadas a 0°C durante 48 horas. Em seguida, as suspensões foram incubadas com AN51-PE durante 15 minutos a 37°C e 10×10^6 plaquetas foram selecionadas num classificador de células BDFACSAria. As suspensões foram capturadas em tubos de plástico de 15 ml contendo tampão Hepes-Tyrode pH 6,5 para evitar a ativação das plaquetas. A distribuição das plaquetas AN51-PE positivas foi analisada conforme definido acima. Para a análise da interação com macrófagos, as alíquotas das suspensões selecionadas foram incubadas com mepacrina (1 ug 'ml, 5 minutos, 22°C), seguida de um passo de lavagem na presença de PGI2 (10 ng/ml). Os pellets foram ressuspendidos em tampão Hepes Tyrode (pH 7,2) com 5 mM de glucose. As plaquetas foram incubadas com macrófagos THP-1 durante 30 minutos a 37°C, para 25 análise da ligação e da fagocitose, tal como descrito.

Estatísticas

Os dados são expressos como médias ± SEM com número de observações, n. A análise estatística baseou-se num teste t emparelhado ou numa ANOVA de uma via (com teste t posterior) para comparação entre 2 ou mais grupos. As diferenças foram consideradas significativas com um valor de p inferior a 0,05.

Resultados

Ligação AN51-PE após armazenamento prolongado de plaquetas a 0 °C

Quando as plaquetas recém-colhidas foram lavadas e incubadas com 2 ug'ml de anticorpo AN51-PE, a análise FACS revelou uma única população de plaquetas, que foi selecionada e designada por fração M1. Uma diminuição gradual da concentração de anticorpos a uma contagem constante de plaquetas resultou numa diminuição gradual da intensidade de fluorescência, revelando uma gama de concentrações de anticorpos que se ligavam às plaquetas sem induzir uma intensidade de fluorescência máxima, denominada fração M2 (Figura 1A). A análise da ligação do AN51-PE utilizando uma concentração de anticorpo constante e subóptima e plaquetas armazenadas durante diferentes períodos a 0 °C revelou uma diminuição semelhante da fluorescência, provavelmente em resultado de alterações na GPIba que diminuíram a sua afinidade para o anticorpo AN51-PE e, subsequentemente, alterando as fracções positivas de GPIba da fração M1 para a fração M2 (Figura 1B).

De facto, dentro de uma pequena janela de concentração de anticorpos (1- 2 p.g/ mL), a ligação AN51-PE foi um meio sensível para detetar alterações induzidas pelo armazenamento na GPIba (Figura 1C, D).

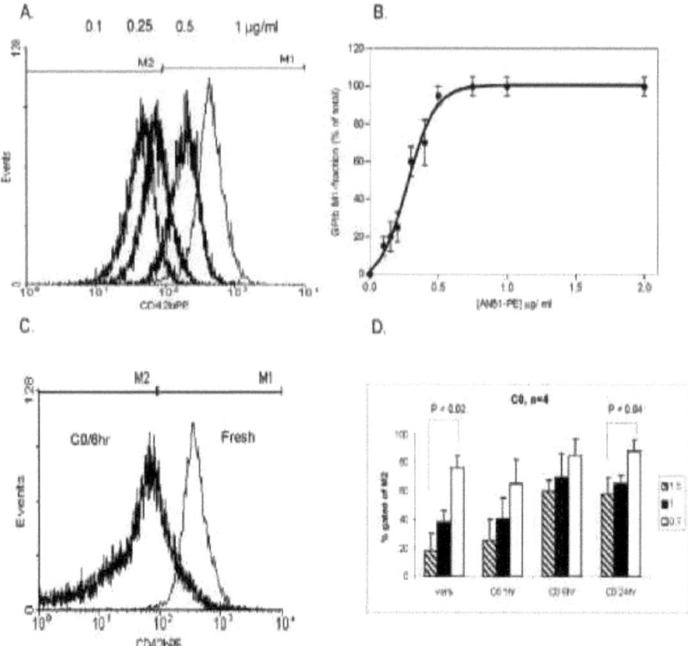

Figura 1. Análise da expressão de GPIba por FACS. (A) mostra a distribuição de AN51-PE em plaquetas frescas armazenadas à temperatura ambiente durante 1 hora, utilizando diferentes concentrações de anticorpo. (B) As plaquetas armazenadas em gelo durante 6 horas (C0/ 6 h) perdem a ligação do AN51-PE e deslocam-se da região M1 para a região M2. (C) mostra o efeito da concentração de AN51-PE na deteção da fração M1. (D) mostra o efeito de diferentes concentrações de AN51-PE na mudança de pico de M1 para M2 durante o armazenamento a 0°C durante 24 horas. Os dados são médias ± SEM, n= 4.

Para investigar se a diminuição da ligação do anticorpo observada durante o armazenamento a frio era o resultado de danos proteolíticos da GPIba, as incubações foram repetidas na presença de EDTA, que inibe várias metaloproteinases[27] e proteinases fibrinolíticas [28], e TAPI, um inibidor da ADAMS-17. Uma suspensão de controlo executada em simultâneo foi armazenada à temperatura ambiente (Figura 2). Uma primeira análise após 1 hora de incubação a 0 °C já mostrava 25% das plaquetas na fração de baixa afinidade M2. Nem o EDTA nem o TAPI interferiram com esta expressão, sugerindo que a diminuição da GPIba não era o resultado de proteólise. A suspensão de controlo fresca mantida à temperatura ambiente mostrou pouca perda de afinidade da GPIba, indicando que o passo de arrefecimento foi a causa da diminuição da afinidade da GPIba para a AN51-PE. O armazenamento subsequente a 0°C não impediu um novo aumento da baixa afinidade da GPIba, tanto na ausência como na presença de inibidores proteolíticos. O mesmo aumento foi registado nas plaquetas armazenadas à temperatura ambiente.

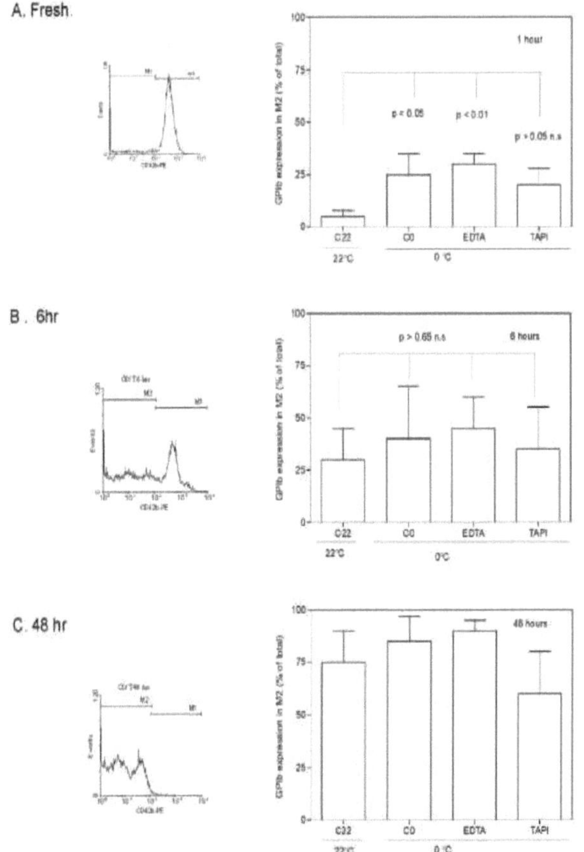

Figura 2. A mudança de M1 para M2 durante o armazenamento de plaquetas a 0°C e 22 °C na presença de inibidores da proteólise de GPIba, TAPI e outras metaloproteinases (EDTA). As plaquetas foram incubadas na ausência (controlo) e na presença de 1 mM de EDTA e 110 nM de TAPI e analisadas após 1 hora (A), 6 horas (B) e 48 horas (C) de armazenamento.

Os dados são médias ± SEM de 6 experiências independentes.

Ligação AN51 de baixa afinidade e fagocitose por macrófagos

Sabe-se que o arrefecimento das plaquetas a 0°C reorganiza a GPIba de superfície em grupos. Estes 7 aglomerados são sítios de reconhecimento da integrina aM02 que medeia a sua absorção e destruição pelos macrófagos hepáticos.

Para avaliar a possibilidade de a perda de afinidade da GPIba durante o armazenamento a frio ser um reflexo do agrupamento da GPIba, as plaquetas armazenadas a frio foram incubadas com macrófagos maduros com PMA e a ligação/fagocitose foi analisada na ausência e na presença de um excesso de GlcNAc (Figura 3).

Este açúcar é conhecido por interferir com a fagocitose através da inibição competitiva com GlcNAc exposto em aglomerados de GPIb.[7;29] O armazenamento a frio praticamente não alterou a ligação das plaquetas aos macrófagos. (Figura 3A,C). Em contraste, houve um aumento gradual da fagocitose, que foi acompanhado por um aumento de plaquetas com ligação AN51-PE reduzida (Figura 3A). O tratamento com GlcNAc manteve a ligação inalterada, mas reduziu fortemente a fagocitose (Figura 3B). A ligação constante é causada pela presença de PMA nas suspensões de THP-1 amadurecidos. Este é um gatilho para a expressão óptima da superfície da P-selectina, um mediador principal da ligação das plaquetas aos macrófagos. Estes resultados confirmam observações anteriores[30;31] e estão de acordo com o conceito de que o GlcNAc interfere com a

fagocitose por competição
com GlcNAc em grupos de GPIba de plaquetas.

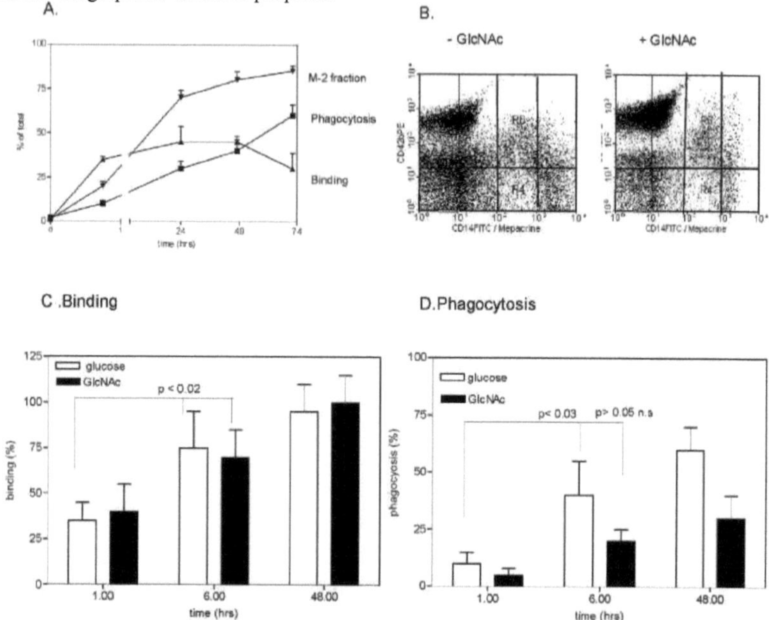

Figura 3. **Comparação entre a mudança de M1 para M2** após 72 horas de armazenamento, e a sua ligação e fagocitose por macrófagos THP-1 após 30 minutos de incubação a 37°C (A). Em (B) são apresentados gráficos de dispersão da ligação e fagocitose de plaquetas armazenadas durante 48 horas, seguidas de uma pré-incubação de 1 hora a 37°C, sem e com 100 mM de GlcNAc. (C, D) mostram o efeito do GLcNAc na ligação e fagocitose das plaquetas. Os dados são médias ± SEM de 6 experiências.

Efeito do GlcNAc na ligação do AN51-PE à GPIba

Em seguida, investigámos se a interferência do GlcNAc na fagocitose das plaquetas pelos macrófagos envolvia a ligação à GPIba. As plaquetas frescas mostraram uma única população de células com ligação de alta afinidade ao AN51-PE (fração M1, Figura 4A). Esta ligação manteve-se inalterada após o tratamento com GlcNAc, ilustrando que o GlcNAc não alterou as propriedades do anticorpo. O armazenamento a frio introduziu novamente uma mudança para uma menor ligação do anticorpo (fração M2), embora algumas plaquetas tenham permanecido na gama de alta afinidade. É interessante notar que, quando as plaquetas foram armazenadas durante 6 horas a 0 °C e depois incubadas durante 1 hora com GlcNAc (37 °C), a baixa ligação do anticorpo passou para a ligação elevada observada em plaquetas frescas (Figura 4B). Também quando o GlcNAc foi adicionado antes do armazenamento a frio, a fração M1 de alta afinidade foi preservada (Figura 4C).

Estes dados sugerem que o GlcNAc introduz uma alteração conformacional na GPIba que afecta a ligação do AN51-PE.

Para investigar se este efeito era específico do GlcNAc, os estudos foram repetidos com 100 mM de glucose e manose (Figura 4D). Embora estes açúcares tenham apresentado um ligeiro efeito, a interferência foi muito menor do que a observada com 100 mM de GlcNAc. A separação por triagem celular resultou no isolamento de duas populações separadas que tinham preservado a sua afinidade típica para a ligação AN51-PE (Figura 4E- G). Cada fração apresentou a mesma ligação aos macrófagos, indicando que a alteração na ligação do anticorpo ou nos procedimentos de triagem não desempenhou um papel na ligação das plaquetas aos macrófagos. A fagocitose estava completamente ausente tanto na fração M2 como na fração M1. Aparentemente, o procedimento de triagem levou à perda de sinais de fagocitose nas plaquetas (dados não mostrados).

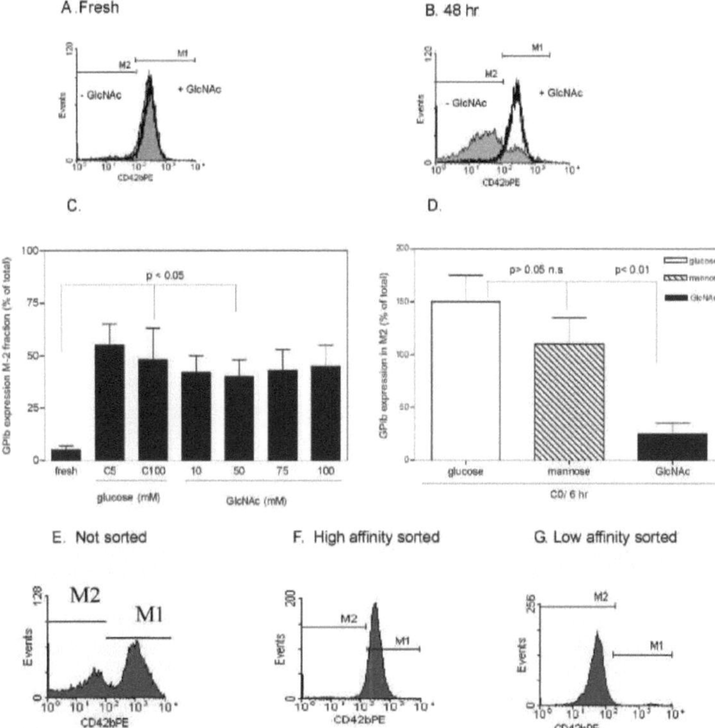

Figura 4. Efeito do GlcNAc na ligação do AN51-PE à GPIba. (A,B) mostram o efeito da adição de GlcNAc a plaquetas frescas (A) e armazenadas durante 48 horas (B) na ligação do AN51-PE. O GlcNAc restaura a ligação de alta afinidade nas plaquetas armazenadas. (C) mostra a fração M-2 após 6 horas de incubação na presença de diferentes concentrações de GlcNAc em comparação com controlos com 5 mM (C 5) e 100 mM de glucose (C 100). (D) mostra a fração M2 de plaquetas armazenadas a 0°C durante 6 horas e depois incubadas com 100 mM de glucose, manose e GlcNAc durante 1 h a 37°C. Em (E-G) é mostrada a ligação do AN51-PE; a amostra de controlo sem triagem apenas passou pelo classificador BD- FACSARIA (Not sorted) (E), e após triagem de plaquetas (F,G) com alta (High affinity sorted) e baixa densidade de população expressiva (Low affinity sorted) ligação ao anticorpo AN51-PE.

Interferência com a ligação do AN51-PE à GPIba

Numa tentativa de compreender de que forma as alterações conformacionais na GPIba reflectidas pela ligação AN51-PE afectavam o papel da GPIba como sinal de reconhecimento para a fagocitose, as plaquetas foram incubadas com diferentes moAbs com epítopos de ligação definidos na GPIba e as alterações na ligação AN51-PE foram comparadas com a fagocitose. Mais uma vez, o armazenamento a frio levou a um aumento da fração M2 (Figura 5A). A pré-incubação com AN51 não marcado induziu o aumento esperado de M2 e serviu de controlo para a diminuição da ligação AN51-PE. O moAb 6D1 é dirigido contra AA 104-128 na região de ligação ao VWF e não alterou a distribuição M1-M2. Em contrapartida, o moAb 6B4, dirigido contra AA 201-268 no flanco C-terminal da região de ligação do VWF rica em leucina e que se sobrepõe aos locais de ligação da trombina (AA 216262) e do VWF-ristocetina (AA235-261), aumentou consideravelmente o número de plaquetas M2. O MoAb 10H9 dirigido contra AA 276-282 adjacente aos sítios de ligação da trombina e do VWF-ristocetina não teve qualquer efeito. Assim, a perda de afinidade da ligação AN51 causada pelo armazenamento a frio é reforçada pela ligação do anticorpo a AA 201-268. A pré-incubação com 100 mM de GlcNAc não alterou estes efeitos (Figura 5B). Mais uma vez, o 6B4 induziu um novo desvio para a fração M2. Verificou-se uma ligeira interferência do 10H9 após a incubação com GlcNAc, o que não se verificou na sua ausência, sugerindo que a ligação ao GlcNAc induziu uma alteração na GPIba que fez com que um anticorpo contra o AA 262-282 interferisse com a ligação ao AN51-PE.

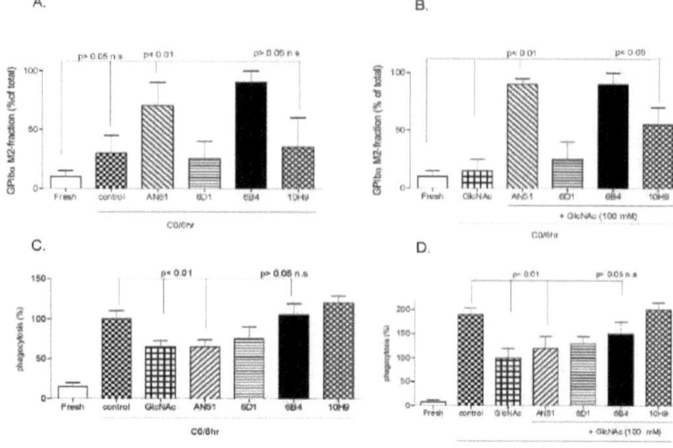

Figura 5. Efeito dos anticorpos contra a GPIba na ligação do AN51-PE e na fagocitose. (A) As plaquetas armazenadas durante 6 horas a 0°C foram incubadas durante 1 hora a 37°C com moAbs AN51 (não revestido), 6D1, 6B4 e 10H9 e a ligação do AN51-PE foi medida. (B) As mesmas amostras foram incubadas primeiro com GlcNAc durante 1 hora a 37°C e depois com moAbs durante 1 hora a 37°C. (C,D) mostram o efeito das mesmas pré-incubações na fagocitose. Os dados são médias ± SEM de 4 experiências independentes.

A análise simultânea da fagocitose demonstrou que os tratamentos na ausência dos anticorpos tiveram pouco efeito. O AN51 e o 6D1 reduziram ligeiramente a fagocitose para o intervalo também encontrado com o GlcNAc, enquanto o 6B4 e o 10H9 preservaram a fagocitose no intervalo dos controlos (Figura 5C). O anticorpo AN51 não marcado não induziu mais fagocitose, o que sugere que os sinais de reconhecimento da apoptose estão próximos do AA 1-35. Quando as plaquetas foram tratadas primeiro com GlcNAc e depois com os anticorpos, a diferença entre a menor fagocitose induzida pelo GlcNAc e a maior fagocitose induzida pelos anticorpos tornou-se maior, ilustrando que estes anticorpos se opuseram aos mecanismos que reduziram os sinais fagocíticos na GPIba (Figura 5D). Mais uma vez, o AN51 não teve qualquer efeito. O tratamento com anticorpos antes do GlcNAc resultou em resultados semelhantes aos do tratamento apenas com anticorpos, sugerindo que a ligação dos anticorpos é suficientemente forte para resistir à interferência do GlcNAc (dados não apresentados).

Discussão

Mostramos aqui que o arrefecimento das plaquetas e o subsequente armazenamento a 0°C induzem uma alteração na GPIba que leva a uma diminuição da afinidade de ligação para um moAb dirigido contra AA 1-35 no flanco N-terminal. A ligação de alta afinidade é restaurada por GlcNAc, que é conhecido por inibir a fagocitose de plaquetas armazenadas a frio por macrófagos, competindo com os aglomerados de GPIba que expõem GlcNAc para ligação à integrina a.\lp2 nos macrófagos.[7;29] A deteção destas alterações na GPIba depende de uma concentração crítica de anticorpos, uma vez que um excesso não consegue detetar uma mudança da fração M1 para a M2 (dados não apresentados), enquanto uma concentração subóptima detecta todas as plaquetas frescas em M2, impedindo um aumento adicional após o armazenamento a frio. A observação de que o GlcNAc restabelece a ligação de alta afinidade do anticorpo às plaquetas armazenadas a frio sugere que, para além da sua capacidade de interferir com a interação GPIba - aM02, o açúcar introduz uma alteração conformacional na GPIba que afecta a sua afinidade com o AN51-PE. Curiosamente, o mesmo tratamento reduz a fagocitose, tornando a ligação AN51-PE um marcador de sinais de fagocitose na GPIba.

As tentativas de avaliar as populações M1 e M2 separadamente quanto à sua capacidade de serem fagocitadas não foram bem sucedidas. Ambas as populações puderam ser claramente separadas e mostraram uma ligação semelhante às células THP-1 amadurecidas por pré-incubação com uma concentração elevada de PMA. Estudos anteriores mostraram que a P-selectina expressa à superfície é um intermediário importante na ligação das plaquetas aos macrófagos, sugerindo que as plaquetas M1 e M2 mostraram um grau semelhante de secreção de grânulos a, que é a fonte da expressão da P-selectina. Isto pode ser o resultado da ativação por PMA nas suspensões celulares, que é um potente indutor da resposta de secreção plaquetária.[32-34] Inicialmente, pensou-se que a presença de AN51-PE nas plaquetas durante a triagem era a causa da fagocitose abolida. No entanto, a adição do anticorpo AN51 antes do contacto plaquetas-macrófagos, em vez da adição habitual do anticorpo no final do ensaio de fagocitose, mostrou que o AN51 não reduziu a destruição das plaquetas. Provavelmente, a duração do procedimento de seleção e a tensão a que as plaquetas são submetidas destroem os sinais de fagocitose na GPIba. O facto de a ligação AN51-PE reconhecer os sinais de fagocitose na GPIba mas não bloquear este processo indica que o seu domínio de ligação AA 1-35 não é o local onde as alterações induzidas pelo armazenamento a frio levam ao reconhecimento pelos macrófagos. Aparentemente, a perda da ligação AN51-PE é um marcador sensível de alterações noutros locais da GPIba que se tornam alvos de reconhecimento por macrófagos.

Estas alterações são reforçadas pelo Moab 6B4 dirigido contra AA 201-268 que se sobrepõe aos locais de ligação da trombina e do complexo VWF-ristocetina e 10H9 contra AA 276-282 na sequência aniónica sulfatada adjacente a estes locais de ligação. Em contrapartida,

O Moab 6D1 contra AA 104-128 do domínio de ligação do VWF não teve qualquer efeito. Em suspensões de plaquetas recém-colhidas, sabe-se que o Moab 6B4 inibe a ligação do VWF ao seu domínio de ligação 23;35

na região AA 36 - 200; sugerindo uma orientação espacial da GPIba que coloca as regiões AA 201 - 268 e AA 36 - 200 muito próximas. Os dados actuais com plaquetas conservadas a frio sugerem essa proximidade para as regiões AA 201 - 268 reconhecidas por 6B4 e AA 1- 35 às quais o AN51 se liga e os factores que interferem com essa interação, como a ligação de um anticorpo, afectam a geração de sinais de fagocitose. O Moab 10H9 também interferiu com a ligação do AN51-PE e a fagocitose, embora o seu epítopo de ligação seja adjacente ao local de ligação do 6B4 (Figura 6).

Esta interferência foi particularmente evidente na presença de GlcNAc, com o anticorpo a reduzir a ligação AN51-PE e a aumentar a fagocitose. Possivelmente, o GlcNAc contribui para estes efeitos alterando a conformação da GPIba, aumentando assim a ligação AN51-PE, a interferência do 10H9 e reduzindo a fagocitose.

Os estudos de inibição por competição com GlcNAc e anticorpos anti-GPIba mostram que a interferência do GlcNAc com a GPIba é demasiado fraca para interferir diretamente com a ligação dos anticorpos (dados não apresentados). São necessários mais estudos para elucidar o mecanismo através do qual a GPIba regula a exposição de alvos para reconhecimento de macrófagos e destruição de plaquetas.

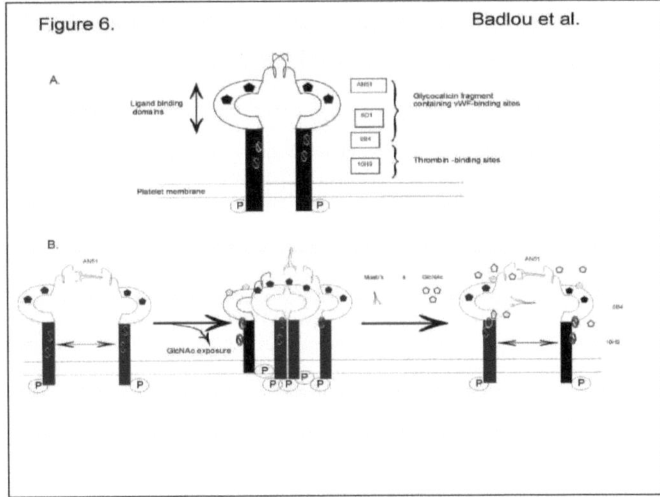

Figura 6. Representação esquemática das alterações na GPIba durante o armazenamento a frio. (A) modelo de GPIba e a posição dos epítopos para a ligação de moab. (B) O armazenamento a frio induz uma alteração conformacional que faz com que o 6B4 interfira na ligação ao AN51, o GlcNAc restaura a conformação da GPIba das plaquetas frescas. GlcNAc, oligossacáridos ligados a O.

Agradecimentos

Este trabalho foi apoiado pela Sanquin Blood Supply Foundation (subsídio n.º PPO 01.019). JWNA é apoiado pela Netherlands Thrombosis Foundation.

Capítulo 6

Papel dos marcadores de superfície na ligação e fagocitose das plaquetas pelos macrófagos

B.A. Badlou[1,2,3], W. M. Smid[2] e J.W.N. Akkerman[1,3]

Do Thrombosis and Haemostasis Laboratory, Department of Hematology, University Medical Centre Utrecht[1], do Sanquin Blood Bank Region North-West Amsterdam[2], e do The Institute for Biomembranes, Utrecht University, Utrecht[3], Países Baixos.

Resumo

Introdução: Utilizando um ensaio *in vitro* para análise da interação entre plaquetas e macrófagos, identificámos anteriormente a P-selectina plaquetária expressa à superfície como um intermediário na ligação e exposição da fosfatidilserina (PS) combinada com alterações conformacionais na glicoproteína (GP) Iba como intermediários na fagocitose. Existe pouca informação sobre a contribuição relativa destes reguladores da destruição das plaquetas pelos macrófagos.

Objectivos: O objetivo deste estudo foi avaliar as relações quantitativas entre estes marcadores de destruição plaquetária por macrófagos.

Métodos e conceção do estudo: As plaquetas em tampão foram armazenadas a 22°C durante diferentes períodos para obter uma vasta gama de P-selectina e -PS expressas à superfície, medidas por FACS. A alteração conformacional induzida pelo armazenamento na GPIba foi deduzida da diminuição da ligação de um anticorpo anti-GPIba, também por FACS. Os dados das mesmas plaquetas foram comparados com a ligação e a fagocitose por células THP-1 monocíticas amadurecidas com PMA para determinar a contribuição relativa destes parâmetros para a destruição das plaquetas. As correlações estabelecidas em plaquetas armazenadas à temperatura ambiente foram depois comparadas com plaquetas armazenadas a 0°C e plaquetas com supressão metabólica (MSPs) armazenadas a 4°C para investigar se as alterações nas condições de armazenamento afectavam a relação entre os marcadores de superfície e a destruição das plaquetas.

Resultados: Entre 0 e 80%, a expressão de P-selectina correlacionou-se linearmente com a ligação, que depois se estabilizou. A exposição a PS apresentou um limiar de 20% abaixo do qual a fagocitose era < 10%, mas entre 20 e 50% a exposição a PS correlacionou-se linearmente com a fagocitose. A alteração conformacional da GPIba mostrou um limiar de 30% abaixo do qual a fagocitose era < 10%, mas entre 30 e 90% a alteração da GPIba correlacionou-se linearmente com a fagocitose. Uma comparação entre plaquetas armazenadas à temperatura ambiente, armazenadas a frio e com supressão metabólica (MSPs) mostrou que, para um determinado grau de exposição a PS e de alteração da GPIba, as plaquetas armazenadas a frio apresentavam mais fagocitose do que as outras duas suspensões.

Conclusões: Estas correlações *in vitro* podem ajudar a prever a extensão da ligação das plaquetas aos macrófagos com base na expressão de P-selectina e a extensão da fagocitose com base na expressão de PS- e na alteração de GPIba. Se os parâmetros de destruição plaquetária medidos *in vitro* se correlacionarem com a destruição plaquetária *in vivo,* a qualidade das plaquetas transfundidas pode ser prevista com base nestas análises FACS relativamente simples.

Introdução

A maioria dos investigadores no campo da transfusão de plaquetas defende a ideia de que um armazenamento ótimo das plaquetas *in vitro* se correlaciona com uma eficácia hemostática e sobrevivência óptimas *in vivo.*[1,2] Há, de facto, provas de que uma preservação óptima da reatividade plaquetária resulta em melhores funções das plaquetas após a transfusão, com pouca ligação aos glóbulos brancos[3] e fagocitose pelos macrófagos.[4-6] No entanto, há necessidade de testes de plaquetas que, em condições laboratoriais, prevejam o comportamento das plaquetas no sangue circulante. Um teste que preveja a eficácia dos protocolos de transfusão de concentrados de plaquetas (CPs) teria um claro benefício médico e pouparia dinheiro. Foram testados diferentes marcadores como indicadores da chamada lesão de armazenamento de plaquetas (LAP), tais como a expressão da selectina-P (PSE),[7] a expressão do ligando CD40/CD40,[8] e da glicoproteína (GP)IIbIIIa;[9,10] alterações no volume médio das plaquetas, alterações na esfera do disco;[(11-15)] montagem de actina;[16,17] libertação de serotonina;[14,18] alterações na expressão de GPIb-V-IX e GPVI;[19,20] exposição a PS;[21,22] perda de swirling;[23] resposta à pressão osmótica[24-27] e alterações na contagem de plaquetas causadas por aglutinação.[18,28,28-30] Embora cada marcador forneça informações sobre o estado de ativação das plaquetas, nenhum deles é um preditor perfeito da qualidade das plaquetas transfundidas.[2] Um problema adicional é a falta de estudos comparativos com dados sobre a sensibilidade e especificidade dos diferentes marcadores.

O armazenamento prolongado induz um aumento gradual da PSE [24,31-33] e da exposição a PS [5,34-40] e uma diminuição da expressão de GPIba.[6,41-44] Hoffmeister et al.[(45,46)] descreveram que o agrupamento de GPIb induzido pelo frio se correlaciona positivamente com a fagocitose e que a galactosilação de GPIba restaura a sobrevivência normal das plaquetas. Leytin et al.[6] descreveram que a PSE mostrou uma correlação positiva e a expressão de GPIb uma correlação negativa com a fagocitose de plaquetas *in vivo*.

Anteriormente, fornecemos provas de que a ligação das plaquetas aos macrófagos é mediada pela P-selectina expressa à superfície e pela fagocitose por PS expostos e por alterações na GPIba, o recetor do fator von Willebrand. As alterações na GPIba foram detectadas como uma diminuição na ligação de um moAb marcado com PE contra AA 1 - 35 no flanco N-terminal e pensa-se que estejam relacionadas com o agrupamento de GPIba observado após o arrefecimento das plaquetas.[45,46]

O objetivo deste estudo foi investigar a forma como a PSE, a exposição à PS e as alterações na conformação da GPIba que ocorrem durante o armazenamento de plaquetas se correlacionam com a ligação e a fagocitose por macrófagos num ensaio *in vitro*. Os resultados mostram que cada um destes parâmetros contribui de forma diferente para os processos que levam à destruição das plaquetas.

Materiais e métodos

Preparação de plaquetas

As plaquetas foram preparadas conforme descrito anteriormente.[44] Em resumo, sangue venoso recém-colhido (40 ml) de voluntários saudáveis foi coletado com consentimento informado em citrato trissódico 1:10 v/v 130 mmol/L. Os dadores declararam não ter tomado qualquer medicação durante as duas semanas anteriores à colheita de sangue. O plasma rico em plaquetas (PRP) foi preparado por centrifugação (200 *g*, 15 minutos, 22°C). Foi adicionado ACD (0,1 volume) para baixar o pH para 6,5 e evitar a ativação das plaquetas durante o isolamento posterior. A suspensão foi centrifugada e ressuspendida em Hepes- Tyrode (pH 7,2). A contagem de plaquetas foi medida num Cellcounter AL871 (Molab, Hilden, Alemanha). O número de plaquetas foi ajustado para 200 000 células/pl antes das experiências. As plaquetas com supressão metabólica (MSP) foram preparadas incubando as células durante 40 minutos a 37°C em Hepes-Tyrode sem glucose (pH 7,2) na presença de 20 uM de antimicina A. Nas alturas indicadas, foram colhidas amostras de 100 pl, incubadas com 20 mM de glucose em tampão Hepes tyrode durante 1 hora a 37°C para restaurar a produção de energia. Os controlos foram suspensões de plaquetas em Hepes-Tyrode pH 7,2 contendo 5 mM de glucose armazenadas a 22°C (C 22°C) ou imediatamente arrefecidas em gelo (C0°C). O C 22°C foi incubado com 20 mM de glucose (1 hora, 37°C) antes dos testes de agregação para ter em conta uma possível falta de glucose.

Medições da expressão de P-selectina plaquetária, exposição a PS e GPIba por FACS

A expressão de P-selectina e GPIba foi medida como descrito.[44] Em suma, nos pontos de tempo indicados, 100 pl de amostra foram incubados em tubos de plástico de 1 ml com Moab CD62p-FITC e CD42b- PE (R70, clone AN51). Para análise da exposição ao PS, as plaquetas foram incubadas com uma combinação de anexina V-FITC e AN51-PE, conforme descrito.[47,48] A todas as amostras foram adicionados 300 pl de PBS e imediatamente foram medidos 10.000 eventos num FACScalibur. A análise quantitativa foi efectuada utilizando o software WinMDI.

Análise da ligação das plaquetas e da fagocitose pelos macrófagos

A ligação das plaquetas aos macrófagos foi medida tal como descrito por Hoffmeister *et al.*[46] com algumas modificações significativas.[47] Em suma, as linhas celulares monocíticas THP-1 divididas em placas multipoços NUNC 24x (1 ml/poço) maturadas por 500 nM PMA incubadas durante a noite a 37°C, 5% CO2, na incubadora de células. Foram adicionadas 2×10^6 plaquetas em tampão Hepes-Tyrode (pH 7,2) a um poço contendo 1×10^6 células THP-1 maturadas por PMA em 1 ml de meio RPMI 1640 e as suspensões misturadas foram incubadas a 37°C sem agitação. Os poços foram lavados suavemente com tampão HBSS (0,3 mM KH2PO4, 13,7 mM NaCl, 417 mM NaHCO3, 31 mM Na2HPO4 e 0,5 mM KCl em água destilada) e as plaquetas livres recolhidas no meio de lavagem foram isoladas por centrifugação-resuspensão sob proteção de PGI2. Os poços foram incubados com 200 ul. de tampão HBSS contendo 5 mM de EDTA durante 15 minutos a 0°C, reconstituídos com plaquetas livres removidas durante a fase de lavagem e, em seguida, 100 ul. de suspensão foram incubados com 2 ug 'ml. de anticorpo anti-CD42b-PE humano e 2 ug'ml de anticorpo anti-CD14-FITC humano durante 15 minutos a 37°C. Em seguida, foi adicionado tampão HBSS e 20 000 partículas foram medidas por citometria de fluxo (FACS Calibur, Becton-Dickinson, San Jose, CA, EUA). Os dados FACS foram analisados com o software WinMDI. A ligação das plaquetas aos macrófagos foi expressa como a percentagem de partículas positivas para CD42b'CD14 do número total de partículas positivas para CD42b e'ou CD14. A fagocitose de plaquetas por células THP-1 amadurecidas com PMA foi medida por análise FACS de células CD14 positivas para mepacrina que eram inacessíveis ao anticorpo anti CD42b-PE e expressa como percentagem do número total de partículas CD14 positivas e CD42b negativas.

Análise das correlações

Para comparar a expressão de PSE, PE e as alterações de GPIba com a ligação e a fagocitose, as plaquetas de 6 a 9 dadores diferentes foram armazenadas em condições diferentes até 48 horas, conforme indicado na secção "resultados".[44,47,48] Os marcadores de superfície, juntamente com os dados sobre a ligação e a fagocitose do mesmo dador, foram expressos como médias ± SEM e ajustados à curva de acordo com a regressão não linear

(ajuste da curva), a dose-resposta sigmoidal com o programa Graph pad. **Estatísticas**
Os dados são expressos como médias ± SEM com o número de observações n. A análise estatística foi efectuada através da análise de correlação não paramétrica de Spearman, duas caudas com intervalos de confiança de 95%. As diferenças foram consideradas significativas com um valor de p inferior a 0,05.

Resultados

Uma diminuição da ligação do AN51-PE à GPIba está correlacionada com a fagocitose
Os painéis da esquerda da Figura 1A e B mostram a alteração na ligação do anticorpo AN51-PE após 48 horas de armazenamento a 22°C. Existe uma clara tendência para diminuir a ligação do anticorpo. O armazenamento foi também acompanhado por um aumento da ligação das plaquetas aos macrófagos (Figura 1A, B painéis intermédios) e da fagocitose (Figura 1A, B painéis da direita). As plaquetas recém-isoladas e armazenadas à temperatura ambiente durante 1 hora apresentaram uma única população com elevada afinidade para o anticorpo AN51-PE, denominada fração M1. Após 48 horas de armazenamento, esta fração diminuiu cerca de 40%, resultando numa população com baixa afinidade para a ligação do anticorpo, denominada fração M2 (Figura 1, inserções). Nas plaquetas recém-isoladas, a ligação era inferior a 5%, mas após armazenamento durante 1 hora, a ligação aos macrófagos aumentou para 25±15%, mas a fagocitose foi inferior a <5%. As plaquetas armazenadas durante 48 horas mostraram um aumento da fração GPIb M-2 e um aumento da ligação em cerca de 200% e da fagocitose em 800%.

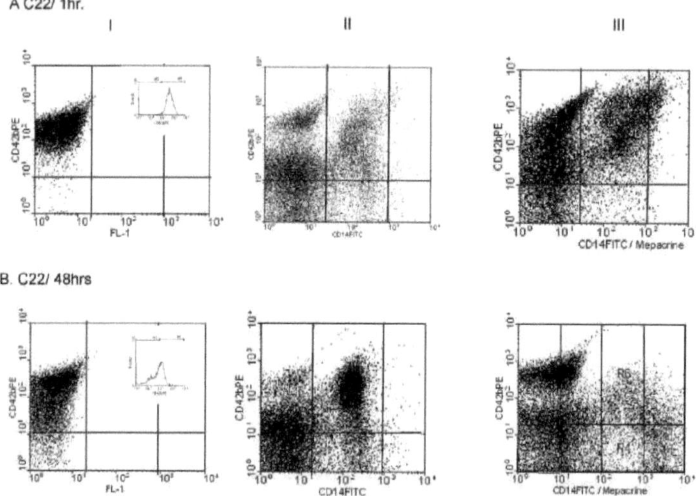

Figura 1. Alterações nas plaquetas durante o armazenamento à temperatura ambiente. Análise FACS de plaquetas armazenadas à temperatura ambiente (C22): Expressão de GPIba após 1 hora (A I) e após 48 horas de armazenamento (B I). Ligação a células THP-1 após 1 hora (A II) e após 48 horas de armazenamento (B II) na presença de PMA. Fagocitose após 1 hora (A III) e após 48 horas de armazenamento (B III) na presença de PMA.

Papel da expressão da P-selectina
Em estudos anteriores, demonstrámos que um anticorpo contra a P-selectina reduzia a ligação das plaquetas aos macrófagos e, consequentemente, a sua fagocitose. Para definir o papel da P-selectina em maior detalhe, investigámos a interação plaquetas-macrófagos sem e com a remoção do PMA, que está normalmente presente para preservar a maturação das células monocíticas THP-1 em macrófagos. As plaquetas frescas mostraram cerca de 20% de expressão de P-selectina na ausência de PMA e 50% na sua presença, confirmando o papel do PMA como agente indutor de secreção (Figura 2). A fagocitose das mesmas plaquetas foi <5% com e sem remoção de PMA. Após 48 horas de armazenamento, havia cerca de 50% de expressão de P-selectina sem PMA e 60% com PMA. Estas plaquetas apresentaram uma fagocitose de cerca de 20 e 35 %. Estes dados estão de acordo com o conceito de que a P-selectina é um intermediário na ligação e não na indução da fagocitose.

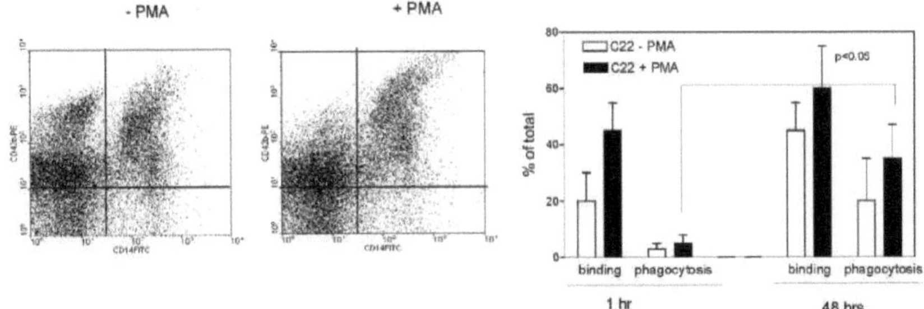

Figura 2. A expressão da P-selectina medeia a ligação mas não a fagocitose pelos macrófagos. Os gráficos de dispersão mostram a ligação de plaquetas armazenadas à temperatura ambiente (C22) sem (-PMA,) e com estimulação de PMA (+PMA). O painel direito mostra a ligação e a fagocitose de plaquetas de diferentes dadores incubadas durante 30 minutos a 37°C com macrófagos; 20000 eventos foram medidos por FACS. Os dados são médias ± SEM, n=6.

De seguida, estudámos as correlações entre os marcadores de superfície para a destruição e ligação das plaquetas e a fagocitose. As suspensões de plaquetas foram armazenadas a 22°C até 48 horas e em diferentes períodos foram recolhidas amostras para análise (Figura 3). Entre 0 e 80%, a expressão de P-selectina correlacionou-se linearmente com a ligação, que depois se estabilizou. A exposição a PS mostrou um limiar de 20% abaixo do qual a fagocitose era < 10%, mas entre 20 e 50% a exposição a PS correlacionou-se linearmente com a fagocitose. A alteração conformacional da GPIba mostrou um limiar de 30% abaixo do qual a fagocitose era inferior a <10%, mas entre 30 e 90% a alteração da GPIba correlacionou-se linearmente com a fagocitose.

Assim, um aumento da PSE induziu uma maior ligação em quase toda a gama da selectina-P de superfície.

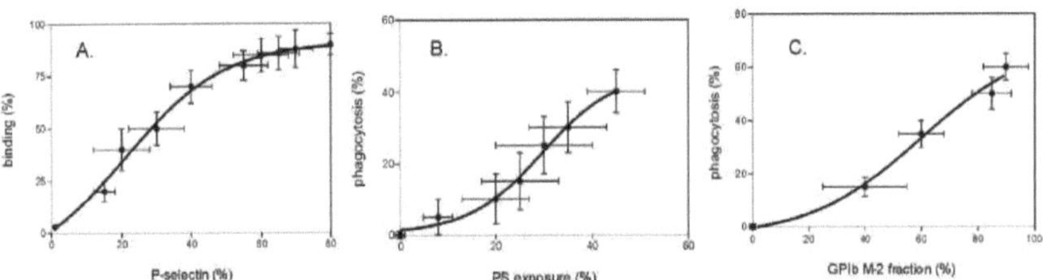

Figura 3. Correlações entre a expressão de P-selectina, a exposição a PS e a alteração de GPIb com ligação e fagocitose em plaquetas armazenadas à temperatura ambiente. (A) mostra a correlação entre a expressão da P-selectina e a ligação das plaquetas. (B) Correlação entre a exposição a PS e a fagocitose. (C) Correlação entre a fração M-2 da GPIba e a fagocitose. Os dados são médias ±SEM, n = 9.

Em contraste, a exposição à PS e a alteração da GPIba apresentaram um limiar de 20-30% antes do início da fagocitose, ilustrando que um ligeiro grau de exposição à PS e de alteração da GPIba não conduz imediatamente à fagocitose. Se a regulação da ligação das plaquetas e da fagocitose pelos macrófagos se restringe à expressão superficial de P-selectina e PS e a alterações na GPIba, seria de esperar que as correlações estabelecidas em plaquetas armazenadas à temperatura ambiente fossem as mesmas em plaquetas armazenadas em condições diferentes. Para abordar esta questão, as plaquetas foram armazenadas a 0°C e a 4°C, esta última após a aplicação de supressão metabólica como descrito [44]. As correlações entre a fagocitose e a PS exposta (Figura 4A) e a alteração da GPIba (Figura 4B) das plaquetas do mesmo dador foram aproximadamente as mesmas para as plaquetas armazenadas a 22 °C e MSP.

No entanto, as plaquetas armazenadas a 0°C sem redução prévia da energia metabólica tiveram uma tendência para mostrar mais fagocitose do que as outras suspensões. Isto sugere que, para além da exposição ao PS e das alterações da GPIba, outros factores contribuem para a indução da fagocitose em plaquetas armazenadas a frio sem supressão metabólica. A natureza destes factores tem ainda de ser clarificada.

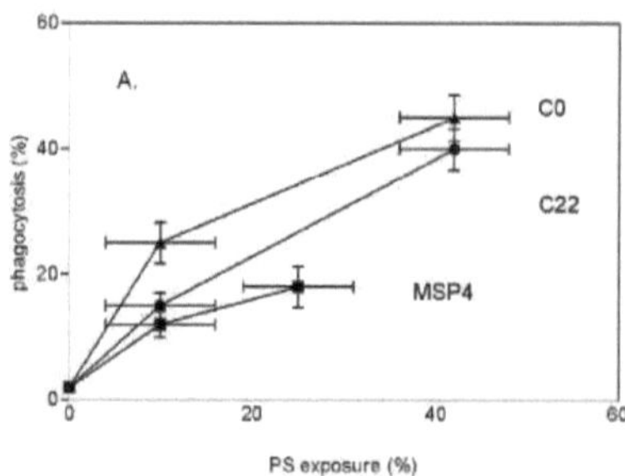
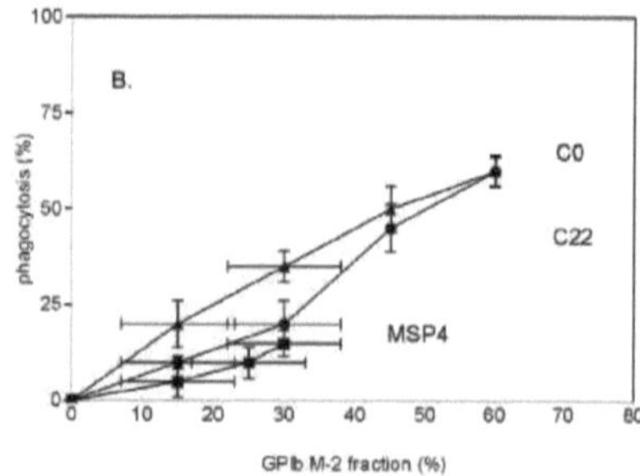

Figura 4. Correlações entre os marcadores de destruição nas plaquetas e a fagocitose em suspensões armazenadas em diferentes condições. Correlações entre fagocitose e exposição a PS (A) e alteração de GPIba (B) em plaquetas do mesmo dador armazenadas à temperatura ambiente (C22), 0°C (C0) e 4°C após supressão metabólica prévia (MSP4) após 0, 40min, 48h e 72h de armazenamento.

Discussão

Os dados actuais mostram que um ligeiro grau de exposição de PS (<20%) e uma alteração de GPIba (<30%) não induzem a fagocitose. Parece existir um limiar que protege as plaquetas contra a fagocitose e só quando as alterações superficiais destes parâmetros excedem este nível é que as plaquetas se tornam alvos de destruição pelos macrófagos. Embora isto seja particularmente evidente em plaquetas armazenadas, também as plaquetas frescas mostram um ligeiro grau de exposição de PS e alteração de GPIba e estas plaquetas não são fagocitadas.[47] Não encontrámos evidência de um limiar para a expressão de P-selectina e mesmo um ligeiro aumento na ligação induzida por PSE aos macrófagos. Estas diferenças ilustram que a ligação das plaquetas aos macrófagos e a sua subsequente fagocitose são processos diferentes, o que está de acordo com observações anteriores.[6,34,47,49] Um certo grau de fagocitose foi acompanhado por uma maior exposição de PS do que a alteração da GPIba, sugerindo que a PS exposta é um sinal de destruição mais poderoso do que a alteração da GPIba. No entanto, os dois parâmetros são difíceis de comparar, uma vez que cada um é expresso em relação ao número total de plaquetas nas suspensões e a medida em que se tornam positivos durante o armazenamento para a PS (máximo de 50% do total de plaquetas) e a alteração da GPIba (máximo de 90% do total de plaquetas) é bastante diferente.

Se assumirmos que a PS e as alterações na GPIba são os intermediários exclusivos que controlam a fagocitose das plaquetas pelos macrófagos, seria de esperar que as correlações entre os marcadores de superfície e a destruição das plaquetas fossem independentes das condições do meio de armazenamento.

Aparentemente, isto não é verdade. As plaquetas armazenadas no frio mostraram relativamente mais fagocitose do que as plaquetas armazenadas à temperatura ambiente. Isto pode ser uma indicação de que outros factores contribuem para o aparecimento de sinais fagocíticos nas plaquetas. Estes factores ainda têm de ser caracterizados, mas a diferença entre as plaquetas armazenadas no frio e as armazenadas à temperatura ambiente pode fornecer uma base para uma maior identificação desses factores.

É interessante notar que a supressão metabólica antes do armazenamento a frio suprimiu grandemente a expressão de sinais fagocíticos. A relação entre a exposição a PS e a alteração de GPIba *versus* fagocitose parece seguir a correlação estabelecida com plaquetas armazenadas à temperatura ambiente, mas a baixa expressão de PS e a alteração de GPIba dificultam cálculos fiáveis. A lógica da aplicação da supressão metabólica antes do armazenamento é que as condições de armazenamento desencadeiam a ativação das plaquetas e iniciam funções como a secreção e a exposição a PS. As sequências de ativação e a execução de respostas de secreção, em particular, são processos dependentes de energia. Uma falta de energia metabólica levaria, por conseguinte, as plaquetas a um estado de "hibernação" que protege as células até ao restabelecimento do metabolismo energético. A constatação de que este tratamento reduz a exposição ao PS não é surpreendente, uma vez que as reacções conduzidas por ATP contribuem para a preservação da assimetria do PS e do flip flop do PS. A constatação de que a supressão metabólica também reduz a alteração da GPIba observada durante o armazenamento é inesperada. A GPIba é o recetor que medeia a adesão das plaquetas ao VWF.[4,46] Pensa-se que o arrefecimento das plaquetas desencadeia o agrupamento irreversível da GPIba, que fornece um sinal para a rápida destruição pelos fagócitos.[46] Os macrófagos hepáticos removem rapidamente as plaquetas armazenadas a frio da circulação através da ligação de uma integrina \lp2 a um integrador \lp2.\[45,46] Mas também o armazenamento a 22°C mostra que as plaquetas velhas são mais propensas à fagocitose do que as plaquetas jovens, sugerindo que o mesmo mecanismo pode controlar a remoção de plaquetas armazenadas à temperatura ambiente após a transfusão.[5,6]

Atualmente, não é certo que a diminuição da ligação de um anticorpo marcado com PE contra o AA 1-35 da GPIba seja um reflexo da agregação observada nas micrografias electrónicas de transmissão descritas anteriormente.[46] Se assumirmos que essa correlação existe, os nossos resultados implicariam que há um papel da energia metabólica na agregação da GPIba.

É evidente que as actuais correlações entre marcadores de superfície para destruição de plaquetas e ligação e fagocitose por macrófagos se baseiam num sistema *in vitro* com células THP-1 maduras. Atualmente, é incerto até que ponto esta configuração é um reflexo exato da destruição de plaquetas em condições *in vivo*.

Se essa correlação pudesse ser estabelecida em estudos futuros, a sensibilidade das plaquetas transfundidas à destruição por macrófagos poderia ser prevista com base em algumas análises FACS, bastante simples.

Agradecimentos

Este trabalho foi apoiado pela Sanquin Blood Supply Foundation (subsídio n.º PPO 01.019). JWNA é apoiado pela Netherlands Thrombosis Foundation. Os autores agradecem ao Dr. Mark Roest e ao Dr. Thomas van Himbergen do Departamento de Hematologia, UMCU, por discussões úteis.

Capítulo 7

A redução da energia metabólica através da privação de glucose e de trocas gasosas reduzidas preserva a função plaquetária após 48 horas de armazenamento a 4°C

B.A. Badlou[1,2,3], P.F. van der Meer[1], J.W.N. Akkerman[2,3], W. M. Smid[1] e R.N.I.Pietersz[1]

[1]Sanquin Blood Bank North-West region Amsterdam, [2]Thrombosis and Haemostasis Laboratory, Department of Haematology, University Medical Centre Utrecht, [3] The Institute for Biomembranes, Utrecht University, Utrecht, The Netherlands.

Vox Sanguinis Volume 92, Número 4, páginas 311-318, maio de 2007

Resumo

Introdução: Mostrámos anteriormente que as plaquetas com supressão metabólica (MSPs) preparadas por incubação em meio sem glucose e antimicina A a 37°C suportam melhor o armazenamento a 4°C do que os controlos intactos. No entanto, a utilização do inibidor mitocondrial antimicina A é incompatível com a transfusão de plaquetas.

Objectivos: O objetivo deste estudo foi investigar como as plaquetas com redução de energia (PLTs) podem ser preparadas em condições de banco de sangue na ausência de antimicina A.

Conceção e métodos do estudo: As PLTs em sacos impermeáveis ao gás em meio sem glucose foram mantidas a 22°C durante 4 horas para reduzir as reservas de energia e depois armazenadas a 4°C (ER22-4). Os controlos foram PLTs ER22-4 sem incubação prévia a 22°C (ER4), MSPs e PLTs em sacos impermeáveis ao gás com glucose e armazenados a 22 (C22) e 4°C (C4).

Resultados: Após 48 horas de armazenamento, os ER22-4 foram superiores aos C22 no que respeita à preservação do pH (6,4± 0,4 *vs* 5,3 ± 0,9, n=4), à contagem de PLT (800± 225 *vs* 650± 150 x 10^9), à agregação induzida por TRAP (30± 15 *vs* 10± 5%) e à expressão da glicoproteína (GP)Iba (60 ± 15% *vs* 30 ± 15). A expressão de GPIba foi maior em ER22-4 do que em ER4, indicando que a supressão de energia preservou a GPIba durante o armazenamento a frio. Assim, o efeito da antimicina A poderia ser imitado pelo armazenamento em sacos impermeáveis ao gás. **Conclusão:** A supressão de energia através de métodos que se aproximam das condições dos bancos de sangue é um meio viável para evitar a ativação das PLT durante o armazenamento a baixas temperaturas, abrindo caminhos para melhorar o armazenamento das PLT em condições que atenuam a multiplicação bacteriana.

Abreviaturas: MSP4 = plaquetas com supressão metabólica armazenadas a 4°C, ER = plaquetas com redução de energia, C22 = plaquetas de controlo armazenadas à temperatura ambiente, C4 = plaquetas de controlo armazenadas no frigorífico, PSE = expressão de P-selectina, PLT = plaquetas

Introdução

O armazenamento de concentrados de plaquetas (CPs) à temperatura ambiente facilita a multiplicação microbiana[1,2] e introduz alterações nas plaquetas (PLTs) indicativas de ativação[3-6] e início de apoptose.[7,8] A principal caraterística da lesão de armazenamento de PLTs é o aumento gradual da expressão da P-selectina,[6] a produção de lactato com redução concomitante do pH,[9-12] e a diminuição da expressão da glicoproteína (GP)Ib.[13,14]

Têm-se procurado melhorias na redução da temperatura de armazenamento de 22°C para 4°C, mas esta condição reduz severamente a sobrevivência das PLT transfundidas.[15,16] As tentativas de reduzir a expressão superficial dos locais de reconhecimento para a depuração das PLT têm-se baseado na inibição da secreção dos grânulos, reduzindo assim a expressão da P-selectina (PSE),[5,6,17-19] na preservação de um pH neutro,[20] e na paragem da geração de energia glicolítica e oxidativa.[14,21]

Uma redução na ressíntese de ATP prejudica a capacidade das PLT de responder a estímulos de ativação durante o armazenamento, o que poderá melhorar a sua qualidade após o armazenamento, desde que o metabolismo energético e as funções hemostáticas possam ser totalmente restaurados. A supressão metabólica transitória pode ser induzida pela incubação de PLTs com antimicina A, um inibidor da respiração mitocondrial, e armazenamento num meio sem glucose. Após um período da chamada "hibernação", estas PLTs com supressão metabólica (MSPs) podem ser armazenadas a baixa temperatura e a incubação subsequente em meio rico em glucose leva à recuperação das funções das PLTs.[14]

Mostrámos anteriormente que a supressão metabólica preserva melhor a capacidade de agregação após estimulação com o péptido ativador do recetor de trombina (PAR1) e preserva uma maior expressão de GPIba, agregação relacionada com GPIb e adesão ao fator de von Willebrand (VWF) do que os controlos armazenados a 4°C.[14] Uma desvantagem importante da preparação de MSPs é a utilização de antimicina A, um inibidor do citocromo B, e obviamente incompatível com a transfusão de plaquetas. Além disso, os estudos com MSPs foram realizados em tubos de ensaio fechados, uma condição claramente diferente do armazenamento de PCs em bancos de sangue.

No presente estudo, procurámos modificações para a preparação de MSPs que pudessem abrir caminhos para a introdução deste procedimento nos bancos de sangue como um primeiro passo para testes adicionais sobre a aplicabilidade da supressão metabólica para transfusão. Os resultados mostraram que a antimicina A pode ser substituída pelo armazenamento em bolsas impermeáveis a gases.

O armazenamento subsequente a 4°C destes PLTs com redução de energia (ER22-4), seguido de recuperação com glucose, conduz a PLTs que preservam melhor um certo número de funções *in vitro* do que os controladores armazenados sem bloqueio metabólico prévio .

Materiais e métodos

Obtivemos: antimicina A da Sigma Chemicals (Mannheim, FRG), moAbs, CD42b-PE (AN51 clone R7014) da Dako A/S (Glostrup, Dinamarca). A IgG marcada com FITC (Dako A/S) foi utilizada como controlo negativo nas experiências FACS. O péptido ativador do recetor de trombina SFLLRN (TRAP, um ativador do PAR1) foi sintetizado com um sintetizador semi-automático de péptidos (Labortec AG SP650, Suíça), de acordo com van Scharrenburg *et al.*[22] O ACD-A estéril era da Hemonetics (Braintree, MA, EUA) e os sacos de poliolefina, permeáveis ao gás, de PVC regular e impermeáveis ao gás (volumes de 100 e 600 ml) eram da Fresenius Hemocare AG (Bad Homburg, Alemanha).

Preparações de plaquetas em tubos de ensaio com tampa

As experiências com PLTs em tubos com tampa foram realizadas conforme descrito anteriormente.[14] Em resumo, sangue venoso recém-colhido (40 ml) de voluntários saudáveis foi coletado em tubos de ensaio com citrato trissódico 1:10 v/v 130 mmol/L. Os dadores declararam não ter tomado qualquer medicação durante as duas semanas anteriores à colheita de sangue. O plasma rico em plaquetas (PRP) foi preparado por centrifugação (200 g, 15 minutos, 22°C). Adicionou-se ACD (2,5 g de citrato tri-sódico, 1,5 g de ácido cítrico e 2,0 g de D-glucose em 100 ml de água destilada) 1:10 para baixar o pH para 6,5 e evitar a ativação das plaquetas durante o isolamento posterior. A suspensão foi centrifugada (330 g, 15 minutos, 22°C) e ressuspendida em Hepes-Tyrode (137 mM NaCl, 2,68 mM KCl, 0,42 mM NaH2PO4, 1,7 mM MgCl2, e 11,9 mM NaHCO3, pH 7,2). A contagem de plaquetas foi medida num Cellcounter AL871 (Molab, Hilden, Alemanha). A contagem de plaquetas foi ajustada para 200.000 células/ ul antes do início das experiências em tubos de ensaio com tampa.

Preparações de plaquetas em sacos de poliolefina

Foi colhido sangue em quantidades de 500 ± 50 mL de voluntários com consentimento informado, em sistemas de bolsas quádruplas contendo citrato-fosfato-dextrose (CPD) como anticoagulante e solução salina-adenina-glicose-manitol (SAGM) como solução aditiva para os eritrócitos.

Após centrifugação rápida, o sangue foi separado em plasma, camada leucocitária (CB) e glóbulos vermelhos. Os concentrados de plaquetas com redução de leucócitos (CP) foram preparados a partir de 5 BC ABO-idênticas e uma unidade de plasma. Após centrifugação por soft spin, o plasma rico em plaquetas foi transferido através de um filtro de redução de leucócitos para um saco de armazenamento de plaquetas, conforme descrito anteriormente.[23] Os CPs tinham, em média, um volume de cerca de 400 mL.

Adicionou-se ACD-A estéril (2,5 g de citrato tri-sódico, 1,5 g de ácido cítrico e 2,0 g de D-glucose em 100 ml de água destilada) numa proporção de 1:10 ao PC para baixar o pH para < 6,5 e evitar a ativação plaquetária durante a centrifugação subsequente. Um PC foi dividido em 4 sacos de plástico. Para o efeito, o saco foi ligado, em condições estéreis, com um dispositivo de ligação (Terumo, Japão) a cada saco de plástico e foram transferidos 80 a 100 ml de PC para os segundos sacos. Os sacos foram apoiados em baldes de centrifugação por suportes de plástico para os manter na posição vertical, de modo a recolher os pellets no fundo dos sacos e centrifugados (1 250 g, 15 minutos, 22°C). Após a centrifugação, o plasma pobre em plaquetas foi cuidadosamente removido num extrator de plasma e aos pellets foi adicionado Hepes-Tyrode estéril contendo 5 mM de glucose para os controlos e Hepes-Tyrode sem glucose para preparar as suspensões com supressão metabólica. Todos os sacos foram deixados em repouso durante um mínimo de 60 minutos à temperatura ambiente. Para outras incubações, ver Figura 1.

Incubadoras

As MSP foram preparadas conforme descrito [14], incubando PLT lavadas em tubos de ensaio com tampa de 2 ml em Hepes-Tyrode sem glucose (pH 7,2) C durante 40 minutos na presença de 20 iiM de antimicina A a 37° e sem agitação. As ER22-4 foram preparadas incubando primeiro as PLT em sacos impermeáveis ao gás em Hepes-Tyrode sem glucose durante 4 horas a 22°C sem agitação para reduzir as reservas de energia, seguidas de armazenamento a 4°C, novamente sem agitação. Como controlo para este tratamento, foram preparados ER22-4 sem incubação a 22°C e imediatamente armazenados a 4°C (designados ER4). Controlos adicionais foram PLTs suspensos em tampão contendo glucose normal em sacos permeáveis ao gás e armazenados a 22°C com agitação (C22) e a 4°C sem agitação (C4). A Figura 1 apresenta um resumo deste procedimento.

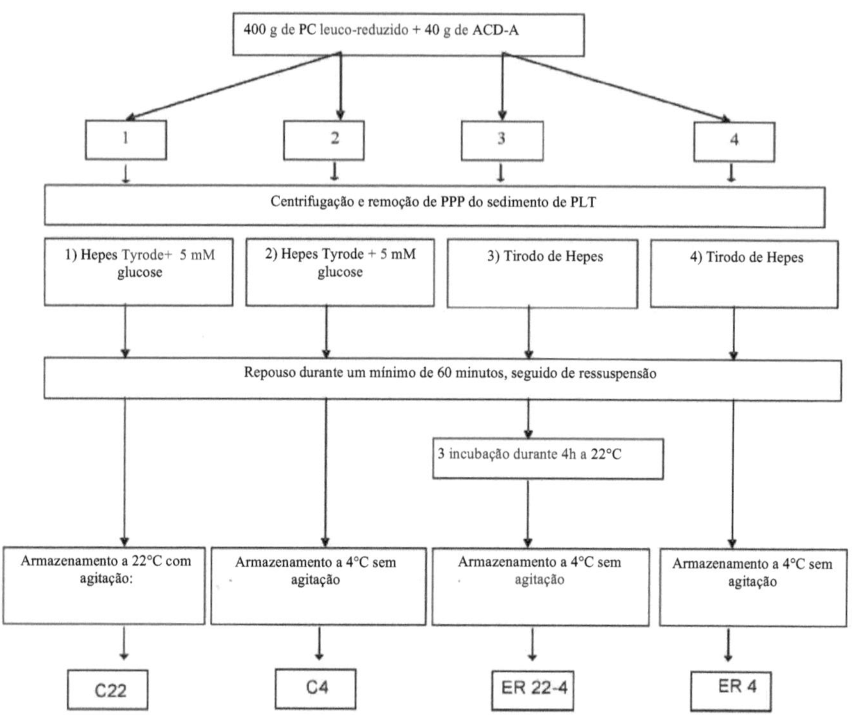

Figura 1. Apresentação esquemática das etapas subsequentes dos concentrados de plaquetas reduzidas em leucócitos para preparar os vários grupos de plaquetas com supressão metabólica e controlos em sacos de poliolefina. Controlos à temperatura ambiente (C22), controlos armazenados a 4°C (C4), plaquetas reduzidas em energia e armazenadas primeiro a 22°C e depois a 4°C (ER22-4), plaquetas reduzidas em energia armazenadas imediatamente a 4°C (ER 4)

Análises gerais

Em diferentes momentos, foram colhidas amostras em condições estéreis com uma agulha e uma seringa de 2 ml através de um adaptador para análise do pH, glicose, lactato, pO2 e pCO2 num analisador de gases sanguíneos (ABL 705, Radiometer, Copenhaga, Dinamarca), tal como previamente descrito.[23] A contagem de PLT e o volume plaquetário médio (VPM) foram determinados no contador de células Sysmex (K1000, TOA, Tóquio, Japão).

Agregação de plaquetas

No início das experiências, as suspensões de PLT, ajustadas para cerca de 1000x 10^9/L com Hepes Tyrode, foram colocadas em sacos de poliolefina (sacos permeáveis) e em sacos de PVC impermeáveis (600 mL). Em diferentes momentos, as amostras foram colhidas em condições estéreis com uma agulha e uma seringa de 2 ml através de um adaptador e a agregação foi medida (500 uL) em suspensões agitadas (1000 rev/ minuto) a 37°C numa agregometria multicanal (Chronolog Havertown, PA, EUA) após estimulação com 15 lM de TRAP durante 15 minutos. Os dados foram expressos como agregação máxima após 1 hora de pré-incubação sem (-recuperação) e com 20 mM de glucose (+recuperação).

Expressão de GPIba nas plaquetas

A expressão de GPIba foi medida incubando uma amostra de 100 ul com 200000 PLTs/L com 2 ug'mL de

Moab CD42b-PE durante 15 minutos a 37°C. Foram adicionados 300 ul de PBS às amostras e imediatamente foram medidos 10 000 eventos num FACScalibur (BD Biosciences, EUA). A análise semiquantitativa da expressão de GPIba foi efectuada utilizando o software WinMDI. As plaquetas frescas mostram uma única população de células positivas para CD42b-PE. A diminuição gradual da expressão de GPIba observada durante o armazenamento foi expressa em percentagem da população medida em plaquetas frescas.

Resultados

Substituição da antimicina A por condições pobres em O2

Para encontrar condições em meio isento de antimicina A que conduzissem à mesma supressão metabólica observada após 40 minutos de incubação em meio isento de glucose e contendo antimicina A a 37°C (MSPs), as PLTs em meio isento de glucose foram armazenadas em tubos tapados com um contacto mínimo com o ar até 24 horas a 22°C. Durante as primeiras 6 horas, a agregação induzida por TRAP manteve-se próxima dos 100%. Posteriormente, a agregação diminuiu para menos de 70% em resultado da depleção de energia, mas a incubação subsequente com glucose 20 mM (1 hora, 37°C) restaurou a resposta para 100%. Após 24 horas de armazenamento, a agregação foi reduzida para menos de 50% e a adição de glucose apenas recuperou parcialmente a agregação para cerca de 70%. Assim, as condições para a preparação de MSPs podem ser substituídas por 6 horas de armazenamento a 22°C em meio sem glucose com troca de ar mínima (dados não mostrados). Foram obtidos resultados semelhantes quando as PLTs privadas de glucose foram armazenadas em sacos de 600 ml permeáveis ao gás. Após 4 a 6 horas de armazenamento a 22°C, as PLTs ER22 apresentaram uma redução de 20-40% na agregação induzida por TRAP e a recuperação com glucose restaurou completamente a reatividade à TRAP (Figura 2A). Às 24 e 48 horas, a agregação induzida por TRAP diminuiu ainda mais e a glucose induziu apenas uma recuperação parcial de cerca de 20%. Às 72 horas, a agregação induzida pelo TRAP era inferior a 20% e a recuperação pela glucose estava ausente.

Para garantir uma recuperação óptima do ER22, foi escolhido um período de incubação de 4 horas para reduzir o conteúdo energético do PLT, preservando simultaneamente uma recuperação óptima após a incubação com glucose.

Comparação entre MSPs e PLTs com redução de energia em sacos de poliolefina de 600 ml

Em seguida, as MSPs preparadas a partir de PLTs em tubos de ensaio (sem glucose e com antimicina A) armazenadas a 4°C foram comparadas com ER22-4 preparadas a partir de PLTs sem energia (sem glucose em sacos impermeáveis a gás) e armazenadas a 4°C (Figura 2B). Nas primeiras 6 horas, a agregação induzida por TRAP diminuiu cerca de 20% em ambas as suspensões. Após 48 horas de armazenamento, MSP4 e ER22-4 apresentaram uma diminuição acentuada da agregação antes da recuperação com glucose. Após a incubação com glucose, a recuperação de ER22-4 foi muito melhor do que a de MSP4 (Figura 2B).

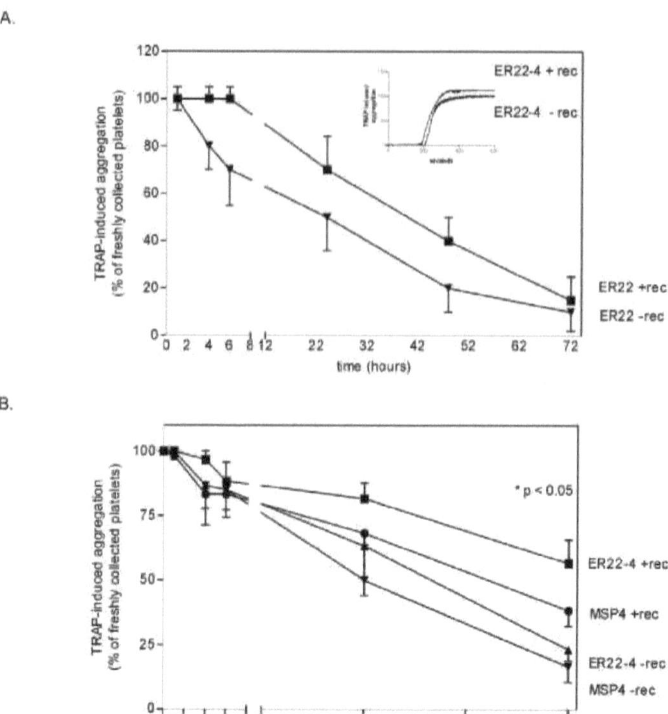

Figura 2. Agregação induzida por TRAP antes (-rec) e depois (+rec) da recuperação com 20 mM de glucose em PLTS contendo antimicina A (MSP4) versus PLTS armazenadas em sacos de PVC impermeáveis pobres em pO2. As PLTs metabolicamente suprimidas (MSP) armazenadas em Hepes Tyrode sem glucose e com antimicina A foram primeiro incubadas durante 40 min a 37°C e depois armazenadas a 4°C em tubos de ensaio com tampa. ER22-4: PLTs com redução de energia (ER) armazenadas em Hepes Tyrode sem glucose, primeiro durante 6 horas a 22°C e depois a 4°C em sacos impermeáveis. Os dados são expressos como média ± SEM, n = 4.

Estes resultados sugerem que se obtém um grau de depleção de energia semelhante nas PLT ER22-4 e nas MSP e que a ausência de antimicina A permite que as células recuperem mais do que as MSP contendo antimicina A. Ilustram igualmente que o efeito da antimicina A pode ser substituído pela utilização de sacos impermeáveis ao gás.

Parâmetros bioquímicos gerais em suspensões de PLT privadas de energia

De acordo com as condições de ausência de glucose, as suspensões de ER22-4 e ER4 continham pouca glucose (< 1 mM) (Figura 3A), em contraste com as suspensões preparadas em meio contendo glucose (cerca de 5 a 7 mM). Também foram encontradas suspensões ricas em O2 e pobres em O2, indicando que a utilização de sacos impermeáveis a gases reduziu a pO2 em cerca de 70% (Figura 3B). Todas as suspensões armazenadas a 4°C preservaram melhor o pH inicial, o que ilustra a supressão do metabolismo energético em geral e a produção de lactato glicolítico em suspensões que contêm glucose em particular (Figura 3C). Em contraste, as suspensões de PLT C22 apresentaram uma forte diminuição do pH, de acordo com 24,25 muitas observações efectuadas por outros laboratórios.

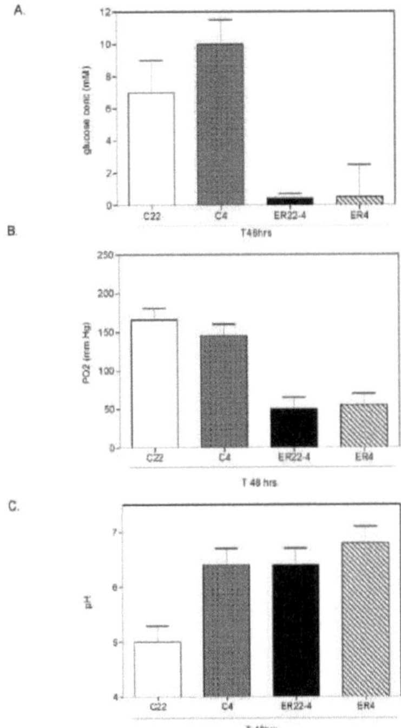

Figura 3. Glicose, pO2 e pH durante o armazenamento de diferentes suspensões de PLTs em sacos de poliolefina (600mL) C22: PLTs ressuspensas em Hepes Tyrode com 5 mM de glicose e armazenadas a 22 °C com agitação; C4: PLTs ressuspensas em Hepes Tyrode com 5 mM de glicose e imediatamente armazenadas a 4°C sem agitação; ER22-4: PLTs ressuspensas em Hepes Tyrode sem glucose e armazenadas a 22 °C sem agitação durante 4 horas e depois armazenadas a 4°C sem agitação; ER4: PLTs ressuspensas em Hepes Tyrode sem glucose e imediatamente armazenadas a 4°C sem agitação. Os dados são expressos como média + DP de n=4.

Para comparar o papel da depleção de energia em maior pormenor, a agregação de PLTS frescos foi fixada em 100% e comparada com a agregação de PLTS armazenados durante 48 horas com e sem redução de energia. Após 48 horas de armazenamento, ER4, C4, ER22-4 e C22 mostraram uma redução de cerca de 20, 30, 40 e 90% na agregação induzida por TRAP (Figura 4A e inserção). Assim, as PLTS com redução de energia armazenadas a 4°C preservaram melhor a agregação do que as PLTS normais armazenadas à temperatura ambiente. No entanto, as PLTS armazenadas a frio agregaram-se melhor, indicando que, em condições que se aproximam das condições dos bancos de sangue, uma temperatura baixa é benéfica, independentemente das alterações no conteúdo energético das PLT. Registou-se um ligeiro aumento na curva de agregação de PLTS ER4 antes da estimulação, um efeito não observado com ER22-4. Possivelmente, trata-se de um reflexo de uma ligeira aglutinação. Em amostras frescas, não foram observadas diferenças significativas na expressão de GPIba (fixada em 100%). Após 4 horas de armazenamento em C4, ER4, ER22-4 e C22, foi observada uma diminuição de 10, 20, 20, 22%, respetivamente. Após 48 horas de armazenamento, C22 apresentou uma diminuição muito maior na expressão de GPIba em comparação com ER22-4 ($p < 0,05$) (Figura 4B). Em ER4 e ER22-4, a expressão de GPIba foi mais bem preservada, com médias de 30 e 25%, respetivamente. Concluímos que a supressão metabólica por privação de glicose e armazenamento a 4°C mantém melhor a expressão de GPIba do que o armazenamento na presença de glicose, tanto a 4°C como a 22°C. ER4 e ER22-4 não mostraram diferenças significativas na contagem de plaquetas ($800 \pm 225 \times 10^9$ /L) e MPV (9 ± 2 fL) (dados não mostrados).

Discussão

A principal conclusão do presente estudo é que a supressão metabólica das PLTS armazenadas em sacos pode ser induzida pela privação de glucose e pelo armazenamento em sacos impermeáveis ao gás. O armazenamento subsequente a 4°C preservou melhor a função das PLT e a expressão da GPIba do que as PLTS armazenadas em condições que suportam o metabolismo energético durante o armazenamento a 22°C. Em comparação com as PLTS de controlo (C22), a ER4 e a ER22-4 apresentaram uma melhor preservação da agregação induzida por TRAP, da expressão de GPIba, do pH, da contagem de plaquetas e do MPV. Observações anteriores mostraram que a privação de glicose em combinação com o bloqueio mitocondrial reduziu a geração de ATP metabólico.[26]

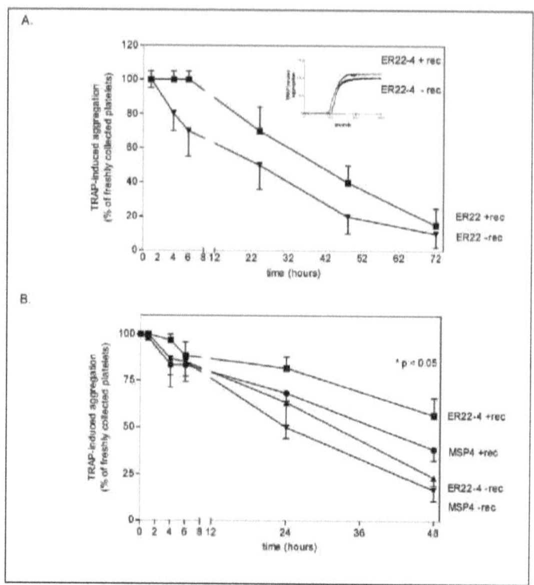

Figura 4. Agregação induzida por TRAP e expressão de GPIba antes (-rec) e depois (+rec) da recuperação com 20 mM de glucose durante o armazenamento de vários grupos de PLTs em sacos. C22: PLTs ressuspensas em Hepes Tyrode com 5 mM de glucose e armazenadas a 22 °C com agitação; C4: PLTs ressuspensas em Hepes Tyrode com 5 mM de glucose e imediatamente armazenadas a 4°C sem agitação ER22-4: PLTs ressuspensas em Hepes Tyrode sem glucose e armazenadas a 22 °C sem agitação durante 4 horas e depois armazenadas a 4°C sem agitação. ER4: PLTs ressuspensas em Hepes Tyrode sem glucose e imediatamente armazenadas a 4°C sem agitação. Os dados são expressos como média ± SEM, n = 4.

Após uma curta incubação nestas condições, a produção de energia pode ser restaurada através da adição de glucose, o que levou à recuperação da função das PLT. No nosso estudo anterior, demonstrámos[14] que, para as PLTS incubadas em tubos de ensaio, a condição óptima para induzir a paragem metabólica era uma incubação de 40 minutos a 37°C sem glucose e com antimicina A.

A resposta aos agentes activadores TRAP e VWF-ristocetina foi significativamente reduzida durante a paragem metabólica e a adição de glucose induziu uma recuperação quase completa a estes agentes activadores. No presente estudo, tentámos encontrar as condições ideais para a substituição da antimicina A e adaptámos as condições de incubação a procedimentos que fossem mais compatíveis com os procedimentos diários nos bancos de sangue.

Descobrimos que as condições para a supressão metabólica quando as PLT eram armazenadas em tubos com tampa de plástico podiam ser imitadas em sacos de plástico impermeáveis ao gás. As PLT armazenadas num meio contendo uma quantidade mínima de glucose e armazenadas num saco impermeável a 4°C mostraram uma diminuição da agregação quando foram incubadas durante mais de 24 horas, indicando que a privação de glucose e uma baixa PO2 reduziram a capacidade de resposta das plaquetas aos agentes activadores. No entanto, após a adição de glucose nas primeiras 6 horas, a agregação induzida por TRAP voltou a 100% e, entre 6 e 48 horas, a reatividade foi parcialmente restaurada. A preservação da função plaquetária e a sua recuperação perderam-se após 48 horas de armazenamento. Este facto é também observado com PLTS armazenadas a 22°C com glucose em sacos permeáveis ao gás.

Curiosamente, quando as PLTS com redução de energia (ER4) foram armazenadas a 4°C durante 48 horas, encontrámos quase a mesma agregação que nos controlos contendo glucose (C4). Esta agregação foi melhor do que nas PLTS C22 e nas PLTS ER22-4, indicando que o armazenamento a baixa temperatura preserva melhor a agregação plaquetária do que o armazenamento a 22°C e que, após a supressão metabólica, a recuperação é incompleta. Estes dados confirmam os dados de Hoffmeister et al. de que o armazenamento a 4°C preserva melhor a agregação do que o armazenamento à temperatura ambiente.[27] No entanto, as alterações na expressão de GPIb mostram que a redução de energia protege melhor contra a perda de GPIb induzida pelo armazenamento do que os controlos com glicose. A preservação da GPIba pode prolongar a sobrevivência das PLTS na circulação.[13,27,28] Quando as PLTS sem glucose armazenadas em sacos impermeáveis foram primeiro incubadas durante 4 horas a 22°C e depois a 4°C, a expressão da GPIba ainda era superior a 70%. A aplicação destas condições nos bancos de sangue pode melhorar o armazenamento de PLT a 4°C. Outra descoberta foi que as PLTS armazenadas sem ou com glucose colocada imediatamente a 4°C mostraram um aumento na aglutinação espontânea, refletido num aumento da fase de atraso da agregação. Isto pode ser uma indicação da interação plaquetas-plaquetas, da alteração da forma induzida pelo frio,[29-32] da montagem da actina,[33,34] e de um aumento da concentração de cálcio intracelular.[35] Nas PLTS sem glucose armazenadas inicialmente a 22°C durante 4 horas para reduzir a disponibilidade de energia e colocadas de seguida a 4°C, não se observou aglutinação espontânea. Resultados de estudos anteriores mostraram[36,37] que a ativação precoce de PLTS promove a ligação rápida e a fagocitose de PLTS armazenados. Postulamos que a ativação de PLT por armazenamento a 4°C deve ser evitada para prevenir a fagocitose rápida por macrófagos hepáticos. Em conclusão, a supressão metabólica por privação de glucose e antimicina A de PLTS em tubos de ensaio com tampa, e a incubação durante 40 min a 37°C pode ser substituída por privação de glucose e incubação durante 4 horas a 22°C em sacos.

São necessários mais estudos para adaptar estas incubações antes de o procedimento poder ser introduzido nos bancos de sangue.

Agradecimentos

Este projeto foi apoiado pela Sanquin Blood Supply Foundation (projeto PPO 01-019). JWNA é apoiado pela Fundação Holandesa de Trombose. Os autores agradecem a colaboração de todos os técnicos da Sanquin Blood bank region NW, departamento de Investigação e Desenvolvimento.

Referências

Harker LA. Tempo de sobrevivência das plaquetas: sua medição e utilização. Prog. Hemost. Thromb. 1978;4:321-47.:321-347.

Hartwig J, Italiano J, Jr. O nascimento da plaqueta. J.Thromb.Haemost. 2003;1:1580-1586.

Harker LA, Roskos LK, Marzec UM et al. Effects of megakaryocyte growth and development fator on platelet production, platelet life span, and platelet function in healthy human volunteers. Sangue 2000;95:2514-2522.

D.M. Smith, S. H. Summers. 1. Plaquetas sanguíneas-Transfusão 2. Plaquetas. D.M. Smith, S. H. Summers.1.1988.Arlington, Virginia 22209. Tipo de Ref: Série (Livro, Monografia)

Kunicki TJ, Tuccelli M, Becker GA, Aster RH. Um estudo das variáveis que afectam a qualidade das plaquetas armazenadas à temperatura ambiente. Transfusion 1975;15:414-421.

Nieswandt B, Aktas B, Moers A, Sachs UJ. Platelets in atherothrombosis: lessons from mouse models. J.Thromb.Haemost. 2005;3:1725-1736.

Mendelsohn EE, Solum NO, Brosstad F. Effects of platelets and platelet-derived material on the activated partial thromboplastin time (Cephotest) coagulation test. Scand.J. Clin. Lab Invest 2005;65:321-332.

Solum NO. Expressão de pró-coagulantes em plaquetas e defeitos que levam a distúrbios clínicos. Arterioscler.Thromb.Vasc.Biol. 1999;19:2841-2846.

Dutta-Roy AK, Sinha AK. Purificação e propriedades do recetor de prostaglandina E1/prostaciclina das plaquetas sanguíneas humanas. J.Biol.Chem. 1987;262:12685-12691.

Hourani SM, Cusack NJ. Receptores farmacológicos nas plaquetas sanguíneas. Pharmacol.Rev. 1991;43:243-298.

Akkerman JW, van WG. Ativação de plaquetas através de proteínas de ligação a GTP triméricas. Haemostasis 1996;26 Suppl 4:199-209.:199-209.

Winokur R, Hartwig JH. Mecanismo de mudança de forma em plaquetas humanas refrigeradas. Sangue 1995;85:1796-1804.

Freedman JE, Loscalzo J. Platelet-monocyte aggregates: bridging thrombosis and inflammation. Circulation 2002;105:2130-2132.

Hartwig JH. Mecanismos de rearranjos de actina que medeiam a ativação das plaquetas. J.Cell Biol. 1992;118:1421-1442.

Hoffmeister KM, Falet H, Toker A et al. Mechanisms of cold-induced platelet actin assembly. J.Biol.Chem. 2001;276:24751-24759.

Andrews RK, BerndtMC. Fisiologia das plaquetas e trombose. Thromb. Res. 2004;114:447-453.

Andrews RK, Shen Y, Gardiner EE, Berndt MC. Receptores de adesão plaquetária e formação (pato)fisiológica de trombos. Histol. Histopathol. 2001;16:969-980.

Andrews RK, Lopez JA, Berndt MC. Mecanismos moleculares de adesão e ativação plaquetária. Int. J. Biochem. Cell Biol. 1997;29:91-105.

Farndale RW, Sixma JJ, Barnes MJ, de Groot PG. The role of collagen in thrombosis and hemostasis (O papel do colagénio na trombose e hemostase). J. Thromb. Haemost. 2004;2:561-573.

Kuijper PH, Gallardo Torres HI, Lammers JW et al. Deposição de plaquetas e fibrina na parede do vaso danificado: substratos cooperativos para a adesão de neutrófilos em condições de fluxo. Sangue 1997; 89: 166-175.

Fox JE, Boyles JK, Reynolds CC, Phillips DR. Actin filament content and organization in unstimulated platelets (Conteúdo e organização dos filamentos de actina em plaquetas não estimuladas). J.Cell Biol. 1984;98:1985-1991.

Fox JE, Reynolds CC, Phillips DR. A proteólise dependente de cálcio ocorre durante a agregação plaquetária. J.Biol.Chem. 1983;258:9973-9981.

Fox JE, Phillips DR. Polymerization and organization of actin filaments within platelets (Polimerização e organização dos filamentos de actina nas plaquetas). Semin.Hematol. 1983;20:243-260.

Fox JE. Identificação da proteína de ligaçêo à actina como a proteína que liga o esqueleto da membrana às glicoproteínas nas membranas plasmáticas das plaquetas. J.Biol.Chem. 1985;260:11970-11977.

Nachmias VT. Mudança de forma de plaquetas e megacariócitos: alterações desencadeadas no citoesqueleto. Semin.Hematol. 1983;20:261-281.

Leven RM, Gonnella PA, Reeber MJ, Nachmias VT. Alteração da forma das plaquetas e montagem do citoesqueleto: efeitos do pH e dos ionóforos de catiões monovalentes.Thromb.Haemost.1983;49:230-234.

White JG. Arranjos dos filamentos de actina no citoesqueleto das plaquetas humanas. Am.J.Pathol. 1984;117:207-217.

Blockmans D, Deckmyn H, Vermylen J. Platelet activation. Blood Rev. 1995;9:143-156.

Cramer EM, Savidge GF, Vainchenker W et al. Pool de grânulos alfa da glicoproteína IIb-IIIa em plaquetas e megacariócitos normais e patológicos. Sangue 1990;75:1220-1227.

McEver RP, Martin MN. Um anticorpo monoclonal para uma glicoproteína de membrana liga-se apenas a plaquetas activadas. J.Biol.Chem. 1984;259:9799-9804.

Stenberg PE, McEver RP, Shuman MA, Jacques YV, Bainton DF. Uma proteína de membrana de grânulos alfa de plaquetas (GMP-140) é expressa na membrana plasmática após a ativação. J.Cell Biol. 1985;101:880-886.

George JN, Pickett EB, Saucerman S et al. Platelet surface glycoproteins. Estudos sobre plaquetas em repouso e activadas e micropartículas da membrana plaquetária em indivíduos normais e observações em doentes durante a síndrome de dificuldade respiratória do adulto e cirurgia cardíaca. J.Clin.Invest 1986;78:340-348.

Heijnen HF, Schiel AE, Fijnheer R, Geuze HJ, Sixma JJ. As plaquetas activadas libertam dois tipos de vesículas membranares: microvesículas por derramamento superficial e exossomas derivados da exocitose de corpos multivesiculares e grânulos alfa. Sangue 1999;94:3791-3799.

de Korte D, Gouwerok CW, Fijnheer R, Pietersz RN, Roos D. Depleção de nucleótidos de grânulos densos durante o armazenamento de plaquetas humanas. Thromb.Haemost. 1990;63:275-278.

Jedlitschky G, Tirschmann K, Lubenow LE et al. O transportador de nucleótidos MRP4 (ABCC4) está altamente expresso nas plaquetas humanas e presente em grânulos densos, indicando um papel no armazenamento de mediadores. Sangue 2004;104:3603-3610.

Hardisty RM. Distúrbios da secreção plaquetária. Baillieres Clin.Haematol. 1989;2:673-694.

Holmsen H, Robkin L, Day HJ. Effects of antimycin A and 2-deoxyglucose on secretion in human platelets. Inibição diferencial da secreção de hidrolases ácidas e nucleótidos de adenina. Biochem.J. 1979;182:413-419.

Weiss HJ, Lages B. Evidence for tissue fator-dependent activation of the classic extrinsic coagulation mechanism in blood obtained from bleeding time wounds.Blood1988;71:629-635.

Chapman AG, Atkinson DE. Concentrações de nucleótidos de adenina e taxas de rotação. A sua correlação com a atividade biológica em bactérias e leveduras. Adv.Microb.Physiol 1977;15:253- 306.:253-306.

Walker-Simmons M, Atkinson DE. Capacidades funcionais e carga energética do adenilato em Escherichia coli sob condições de stress nutricional. J.Bacteriol. 1977;130:676-683.

Akkerman JW, Gorter G. Relação entre a produção de energia e o metabolismo dos nucleótidos de adenina nas plaquetas sanguíneas humanas. Biochim.Biophys.Acta 1980;590:107-116.

Holmsen H, Kaplan KL, Dangelmaier CA. Differential energy requirements for platelet responses. Um estudo simultâneo da agregação, três processos secretores, libertação de araquidonato, degradação de fosfatidilinositol e produção de fosfatidato. Biochem.J. 1982;208:9-18.

Akkerman JW, Holmsen H. Interrelationships among platelet responses: studies on the burst in proton liberation, lactate production, and oxygen uptake during platelet aggregation and Ca2+ secretion. Sangue 1981;57:956-966.

Gardner FH, Murphy S. Granulocyte and platelet functions in paroxysmal noturnal hemoglobinuria (Funções dos granulócitos e das plaquetas na hemoglobinúria paroxística nocturna). Ser.Haematol. 1972;5:78-87.

Akkerman JW, Holmsen H, Loughnane M. Medição simultânea da agregação, secreção, consumo de oxigénio, produção de protões e metabolitos intracelulares na mesma suspensão de plaquetas. Anal.Biochem. 1979;97:387-393.

Akkerman JW, Holmsen H, Driver HA. A agregação plaquetária e a secreção de Ca2+ são independentes da produção simultânea de ATP. FEBS Lett. 1979;100:286-290.

Akkerman JW, Niewiarowski S, Holmsen H. Identificação da heterogeneidade granular em plaquetas sanguíneas por lise celular controlada induzida por digitonina. Thromb.Res.

1980;17:249-254.

Verhoeven AJ, Mommersteeg ME, Akkerman JW. Contribuição equilibrada do pool glicolítico e de adenilato no fornecimento de energia metabólica nas plaquetas. J.Biol.Chem.1985;260:2621-2624.

Verhoeven AJ, Gorter G, Mommersteeg ME, Akkerman JW. The energetics of early platelet responses. Consumo de energia durante a mudança de forma e a agregação, com especial referência à fosforilação de proteínas e ao ciclo do polifosfoinositídeo. Biochem.J. 1985;228:451-462.

Brown SB, Clarke MC, Magowan L, Sanderson H, Savill J. Morte constitutiva das plaquetas que conduz à fagocitose mediada por receptores scavenger. Um programa de eliminação de células independente de caspase . J.Biol.Chem. 2000;275:5987-5996.

Verhoeven AJ, Mommersteeg ME, Akkerman JW. Cinética do consumo de energia em plaquetas humanas com regeneração de ATP bloqueada. Int.J.Biochem. 1986;18:985-990.

Genova ML, Pich MM, Bernacchia A et al. The mitochondrial production of reactive oxygen species in relation to aging and pathology. Ann.N.Y.Acad.Sci. 2004;1011:86-100.

Lenaz G, D'Aurelio M, Merlo PM et al. Mitochondrial bioenergetics in aging. Biochim.Biophys.Acta 2000;1459:397-404.

Leytin V, Freedman J. Apoptose plaquetária em concentrados de plaquetas armazenados e outros modelos. Transfus.Apheresis.Sci. 2003;28:285-295.

Leytin V, Allen DJ, Gwozdz A, Garvey B, Freedman J. Role of platelet surface glycoprotein Ibalpha and P-selectin in the clearance of transfused platelet concentrates. Transfusion 2004;44:1487-1495.

Li J, Lockerbie O, de KD et al. Avaliação da integridade das mitocôndrias das plaquetas após tratamento com a tecnologia de redução de agentes patogénicos Mirasol. Transfusion 2005;45:920-926.

Gao DY, Neff K, Xiao HY et al. Desenvolvimento de técnicas óptimas para a criopreservação de plaquetas humanas. I. Ativação das plaquetas durante o armazenamento a frio (a 22 e 8 graus C) e a criopreservação. Cryobiology 1999;38:225-235.

Mondoro TH, Vostal JG. As temperaturas frias reduzem a sensibilidade das plaquetas armazenadas aos agentes desagregantes. Platelets. 2002;13:11-20.

Tablin F, Wolkers WF, Walker NJ et al. Reorganização da membrana durante o arrefecimento: implicações para a estabilização a longo prazo das plaquetas. Cryobiology 2001;43:114-123.

Verhoeven AJ, Verhaar R, Gouwerok EG, deKorte D.O potencial de membrana mitocondrial em plaquetas humanas: um parâmetro sensível para a qualidade das plaquetas. Transfusion 2005;45:82- 89.

Canobbio I, Balduini C, Torti M. Signalling through the platelet glycoprotein Ib-V-IX complex. Cell Signal. 2004;16:1329-1344.

Ware J. Molecular analyses of the platelet glycoprotein Ib-IX-V recetor. Thromb.Haemost. 1998;79:466-478.

Hickey MJ, Hagen FS, Yagi M, Roth GJ. Glicoproteína V plaquetária humana: caraterização do polipéptido e do sistema recetor Ib-V-IX relacionado de glicoproteínas adesivas ricas em leucina. Proc.Natl.Acad.Sci.U.S.A 1993;90:8327-8331.

Lanza F, Morales M, de La SC et al. Clonagem e caraterização do gene que codifica a glicoproteína plaquetária humana V. Um membro da família das glicoproteínas ricas em leucina clivada durante a ativação plaquetária induzida pela trombina. J.Biol.Chem. 1993;268:20801-20807.

Holme S, Sawyer S, Heaton A, Sweeney JD. Estudos sobre plaquetas expostas ou armazenadas a temperaturas inferiores a 20 graus C ou superiores a 24 graus C. Transfusion 1997;37:5-11.

Berger G, Hartwell DW, Wagner DD. P-Selectina e depuração plaquetária. Sangue 1998;92:4446-4452.

Sikora L, Rao SP, Sriramarao P. Selectin-dependent rolling and adhesion of leukocytes in nicotine-exposed microvessels of lung allografts. Am.J.Physiol Lung Cell Mol.Physiol 2003;285:L654-L663.

Tait JF, Smith C, Wood BL. Medição da exposição de fosfatidilserina em leucócitos e plaquetas por citometria de fluxo de sangue total com anexina V. Blood Cells Mol.Dis. 1999;25:271-278.

Stuart MC, Bevers EM, Comfurius P et al. Deteção ultra-estrutural de fosfatidilserina exposta à superfície em plaquetas sanguíneas activadas. Thromb.Haemost. 1995;74:1145-1151.

Watala C, Waczulikova I, Wieclawska B et al. Merocyanine 540 as a fluorescent probe of altered membrane phospholipid asymmetry in activated whole blood platelets. Cytometry 2002;49:119-133.

Fadok VA, Henson PM. Apoptose: dar uma ajuda ao reconhecimento da fosfatidilserina - com uma reviravolta. Curr.Biol. 2003;13:R655-R657.

Hoffmann PR, deCathelineau AM, Ogden CA et al. A fosfatidilserina (PS) induz a macropinocitose mediada pelo recetor PS e promove a eliminação de células apoptóticas. J.Cell Biol. 2001;155:649-659.

Li J, Xia Y, Bertino AM, Coburn JP, Kuter DJ. O mecanismo de apoptose em plaquetas humanas durante o armazenamento. Transfusion 2000;40:1320-1329.

Pereira J, Soto M, Palomo I et al. O envelhecimento plaquetário in vivo está associado à ativação de vias apoptóticas: estudos num modelo de trombopoiese suprimida em cães. Thromb.Haemost. 2002;87:905-909.

Fadok VA, Savill JS, Haslett C et al. Diferentes populações de macrófagos utilizam o recetor de vitronectina ou o recetor de fosfatidilserina para reconhecer e remover células apoptóticas. J.Immunol. 1992;149:4029-4035.

Connor J, Currie LM, Allan H, Livesey SA. Recuperação da atividade funcional in vitro de concentrados de plaquetas armazenados a 4 graus C e tratados com efectores de segundo mensageiro. Transfusion 1996;36:691-698.

Seghatchian J, Krailadsiri P. Platelet storage lesion and apoptosis: are they related? Transfus.Apheresis.Sci. 2001;24:103-105.

Sturk A, Burt LM, Hakvoort T, ten Cate JW, Crawford N. The effect of storage on platelet morphology (O efeito do armazenamento na morfologia das plaquetas). Transfusion 1982;22:115-120.

Cetin M, Eser B, Er O et al. Effects of DMSO on platelet functions and P-selectin expression during storage. Transfus.Apheresis Sci. 2001;24:261-267.

Hoffmeister KM, Felbinger TW, Falet H et al. The clearance mechanism of chilled blood platelets. Cell 2003;112:87-97.

Van Der Meer PF, Pietersz RN, Reesink HW. Armazenamento de plaquetas em solução aditiva até 12 dias com manutenção de boa qualidade in-vitro. Transfusion 2004;44:1204-1211.

Wildt-Eggen J, Gulliksson H. Comparação in vivo e in vitro de plaquetas armazenadas em meios sintéticos ou em plasma. Vox Sang. 2003;84:256-264.

Wildt-Eggen J, Schrijver JG, Bins M, Gulliksson H. Armazenamento de plaquetas em soluções aditivas: efeitos do magnésio e/ou potássio. Transfusion 2002;42:76-80.

Pietersz RN, Dekker WJ, Reesink HW. Comparação de um sistema convencional de saco quádruplo com um sistema "top-and-bottom" para processamento de sangue. Vox Sang. 1990;59:205-208.

Fijnheer R, Pietersz RN, de KD et al. Ativação de plaquetas durante a preparação de concentrados de plaquetas: uma comparação entre os métodos de plasma rico em plaquetas e de buffy coat. Transfusion 1990;30:634-638.

Bertolini F, Murphy S, Rebulla P, Sirchia G. Papel do acetato durante o armazenamento de plaquetas num meio sintético. Transfusion 1992;32:152-156.

Gulliksson H, AuBuchon JP, Cardigan R et al. Storage of platelets in additive solutions: a multicenter study of the in vitro effects of potassium and magnesium. Vox Sang 2003;85:199-205.

Pietersz RN, Reesink HW, Dekker WJ. Preparação de concentrados de plaquetas pobres em leucócitos a partir de buffy coats. II. Ausência de efeito no armazenamento de diferentes plásticos. Vox Sang. 1987;53:208-213.

Hogman CF, Eriksson L, Hedlund K, Wallvik J. O sistema bottom and top: uma nova técnica para a preparação e armazenamento de componentes sanguíneos. Vox Sang. 1988;55:211-217.

Hyllner M, Tylman M, Bengtson JP, Rydberg L, Bengtsson A. Ativação do complemento no plasma filtrado de leucócitos pré-armazenamento. Transfus. Med. 2004;14:45-52.

Van Der Meer PF, Vrielink H, Pietersz RN. Preparação e armazenamento de concentrados de plaquetas por aférese com redução de glóbulos brancos para uso pediátrico. Transfusion 2005;45:223-227.

Van Der Meer PF, Gratama JW, van Delden CJ et al. Comparação de cinco plataformas para a contagem de leucócitos residuais em componentes sanguíneos reduzidos a leucócitos.

Br.J.Haematol. 2001;115:953-962.

Chambers LA, Kruskall MS, Drago SS, Ellis AM. Os programas de dadores dirigidos podem afetar negativamente a participação de dadores autólogos. Transfusion 1990;30:246-248.

Goodnough LT, Riddell J, Lazarus H et al. Prevalência de reacções de transfusão de plaquetas antes e depois da implementação de concentrados de plaquetas depletados de leucócitos por filtração. Vox Sang.1993;65:103-107.

Heddle NM, Klama L, Singer J et al. The role of the plasma from platelet concentrates in transfusion reactions (O papel do plasma dos concentrados de plaquetas nas reacções de transfusão). N.Engl.J.Med. 1994;331:625-628.

Gulliksson H. Definição das condições óptimas de armazenamento para o armazenamento a longo prazo de plaquetas. Transfus.Med.Rev. 2003;17:209-215.

Murphy S. Platelets from pooled buffy coats: an update. Transfusão 2005;45:634-639.

Gulliksson H, Sallander S, Pedajas I, Christenson M, Wiechel B. Armazenamento de plaquetas em soluções aditivas: um novo método de armazenamento utilizando solução de cloreto de sódio. Transfusion 1992;32:435-440.

Van Der Meer PF, Pietersz RN, Reesink HW. Comparação de duas soluções aditivas de plaquetas. Transfus.Med. 2001;11:193-197.

Fijnheer R, Modderman PW, Veldman H et al. Deteção da ativação plaquetária com anticorpos monoclonais e citometria de fluxo. Alterações durante o armazenamento de plaquetas. Transfusion 1990;30:20-25.

Dijkstra-Tiekstra MJ, de Korte D, Pietersz RN et al. Comparação de várias soluções contendo dimetilsulfóxido para a criopreservação de concentrados de plaquetas produzidos por leucócitos. Vox Sang. 2003;85:276-282.

Van Der Meer PF, Gulliksson H, AuBuchon JP et al. Interrupção da agitação de concentrados de plaquetas: efeitos sobre os parâmetros in vitro. Vox Sang. 2005;88:227-234.

Beck KH. Controlo de qualidade das plaquetas durante o armazenamento pelo PFA-100: uma comparação com a agregação plaquetária. Transfus.Apheresis.Sci. 2002;27:247-253.

Ghosh K, Nair S, Kulkarni B et al. Testes de função plaquetária utilizando agregometria plaquetária: necessidade de repetição do teste para o diagnóstico de função plaquetária defeituosa. Platelets. 2003;14:351-354.

Rinder HM, Snyder EL. Ativação do concentrado de plaquetas durante a preparação e armazenamento. Blood Cells 1992;18:445-456.

Valeri CR, Macgregor H, Barnard MR et al. Testes in vitro de plaquetas humanas e de babuíno reconstituídas, frescas e liofilizadas. Transfusion 2004;44:1505-1512.

Wang C, Mody M, Herst R, Sher G, Freedman J. Flow cytometric analysis of platelet function in stored platelet concentrates (Análise citométrica de fluxo da função plaquetária em concentrados de plaquetas armazenados). Transfus.Sci. 1999;20:129-139.

Rinder HM, Snyder EL, Tracey JB et al. Reversibilidade de stress metabólico grave em plaquetas armazenadas após recuperação de plasma in vitro ou transfusão in vivo: restabelecimento da função secretora e manutenção da sobrevivência das plaquetas. Transfusion 2003;43:1230-1237.

Perrotta PL, Perrotta CL, Snyder EL. Atividade apoptótica em plaquetas humanas armazenadas. Transfusion 2003;43:526-535.

Wadhawan V, Karim ZA, Mukhopadhyay S et al. O armazenamento de plaquetas em condições in vitro está associado a lesões do tipo apoptose dependentes do cálcio e a uma nova reorganização do citoesqueleto das plaquetas. Arch.Biochem.Biophys. 2004;422:183-190.

Fernandes LS, Conde ID, Wayne SC et al. Formação do complexo plaquetas-monócitos: efeito do bloqueio do PSGL-1 isolado e em combinação com alfaIIbbeta3 e alfaMbeta2, na colocação de stent coronário. Thromb.Res. 2003;111:171-177.

Harding SA, Sommerfield AJ, Sarma J et al. Aumento do ligando CD40 e dos agregados de plaquetas e monócitos em doentes com DM tipo 1. Atherosclerosis 2004;176:321-325.

Holvoet P, Collen D. Thrombosis and atherosclerosis (Trombose e aterosclerose). Curr.Opin.Lipidol. 1997;8:320-328.

Josefsson EC, Gebhard HH, Stossel TP, Hartwig JH, Hoffmeister KM. O domínio da lectina alfaM da integrina alfaM dos macrófagos medeia a fagocitose de plaquetas refrigeradas. J.Biol.Chem. 2005;280:18025-18032.

Munksgaard L, Albjerg L, Lillevang ST, Gahrn-Hansen B, Georgsen J. Deteção de contaminação bacteriana de componentes plaquetários: seis anos de experiência com o sistema BacT/ALERT. Transfusion 2004;44:1166-1173.

Mohammadi T, Pietersz RN, Scholtalbers LA et al. Optimal sampling time after preparation of platelet concentrates for detection of bacterial contamination by quantitative real-time polymerase chain reaction. Vox Sang. 2005;89:208-214.

Mohammadi T, Pietersz RN, Vandenbroucke-Grauls CM, Savelkoul PH, Reesink HW.Deteção de bactérias em concentrados de plaquetas: comparação entre a reação em cadeia da polimerase 16S rDNA em tempo real de largo alcance e a cultura automatizada. Transfusion 2005;45:731-736.

Houissa B, Abdelkefi S, Bouslama M et al. [Fever-shivers reaction and standard platelet concentrates transfusion: a prospective study] Reação frissons-hipertermia e transfusão de concentrados plaquetários padrão: estudo prospetivo. Transfus.Clin.Biol. 2003;10:271-274.

jkstra-Tiekstra MJ, Pietersz RN, Huijgens PC. Correlação entre a extensão da ativação plaquetária em concentrados de plaquetas e parâmetros in vitro e in vivo. Vox Sang. 2004;87:257- 263.

plaquetas: um parâmetro sensível para a qualidade das plaquetas. Transfusion 2005 Jan;45(1):82-9.

Kawasaki T, Fujimura Y, Usami Y, Suzuki M, Miura S, Sakurai Y, Makita K, Taniuchi Y, Hirano K, Titani K. Sequência completa de aminoácidos e identificação do local de ligação da glicoproteína Ib plaquetária da GPIb-BP de jararaca, uma proteína de veneno de cobra isolada de Bothrops jararaca. J.Biol.Chem. 1996 May 3;271(18):10635-9.

Blajchman MA. Contaminação e proliferação bacteriana durante o armazenamento de produtos sanguíneos celulares. Vox Sang. 1998;74 Suppl 2:155-9.:155-9.

Brecher ME, Hay SN, Rothenberg SJ. Monitorização da contaminação bacteriana de plaquetas por aférese com um sistema automatizado de cultura líquida: uma experiência universitária. Transfusion 2003 Jul;43(7):974-8.

Munksgaard L, Albjerg L, Lillevang ST, Gahrn-Hansen B, Georgsen J. Deteção de contaminação bacteriana de componentes plaquetários: seis anos de experiência com o sistema BacT/ALERT. Transfusion 2004 Aug;44(8):1166-73.

Wagner S. Sepsis bacteriana relacionada com a transfusão. Curr.Opin.Hematol. 1997 Nov;4(6):464-9.

Barnard MR, Macgregor H, Ragno G, Pivacek LE, Khuri SF, Michelson AD, Valeri CR. Plaquetas frescas, conservadas em líquido e criopreservadas: receptores de superfície adesiva e atividade procoagulante da membrana. Transfusion 1999 Aug;39(8):880-8.

Snyder EL, Rinder HM. Armazenamento de plaquetas - está na altura de vir do frio? N.Engl.J.Med. 2003 May 15;348(20):2032-3.

Seghatchian J, Krailadsiri P. Platelet storage lesion and apoptosis: are they related? Transfus. Apheresis. Sci. 2001 Feb;24(1):103-5.

Hoffmeister KM, Felbinger TW, Falet H, Denis CV, Bergmeier W, Mayadas TN, von Andrian UH, Wagner DD, Stossel TP, Hartwig JH. The clearance mechanism of chilled blood platelets. Cell 2003 Jan 10;112(1):87-97.

Hoffmeister KM, Falet H, Toker A, Barkalow KL, Stossel TP, Hartwig JH. Mechanisms of cold-indduced platelet actin assembly (Mecanismos de montagem da actina plaquetária induzida pelo frio). J.Biol.Chem. 2001 Jul 6;276(27):24751-9.

Mondoro TH, Vostal JG. As temperaturas frias reduzem a sensibilidade das plaquetas armazenadas aos agentes desagregantes. Platelets. 2002 Feb;13(1):11-20.

Italiano JE, Jr., Bergmeier W, Tiwari S, Falet H, Hartwig JH, Hoffmeister KM, Andre P, Wagner DD, Shivdasani RA. Mechanisms and implications of platelet discoid shape. Blood 2003 Jun 15;101(12):4789-96.

Murphy S. Armazenamento de plaquetas para transfusão. Semin.Hematol. 1985 Jul;22(3):165-77.

Kaufman RM. Uncommon cold: could 4 degrees C storage improve platelet function? Transfusion 2005 Sep;45(9):1407-12.

Johnston GI, Cook RG, McEver RP. Clonagem de GMP-140, uma proteína de membrana granular de plaquetas e endotélio: semelhança de sequência com proteínas envolvidas na adesão celular e inflamação. Cell 1989 Mar 24;56(6):1033-44.

Valeri CR. Componentes sangüíneos no tratamento da perda sangüínea aguda: uso de hemácias, plaquetas e proteínas plasmáticas preservadas por congelamento. Anesth.Analg. 1975 Jan;54(1):1-14.

Bode AP, Read MS. Plaquetas liofilizadas: desenvolvimento contínuo. Transfus.Sci. 2000 Feb;22(1-2):99-105.

Tablin F, Walker NJ, Klein SD, Field CL, Crowe JH. Modelos animais para estudos sobre a ativação plaquetária induzida pelo frio em seres humanos. J.Lab Clin.Med. 2000 Apr;135(4):339-46.

Rinder HM, Snyder EL. Ativação do concentrado de plaquetas durante a preparação e armazenamento. Blood Cells 1992;18(3):445-56.

Wildt-Eggen J, Schrijver JG, Bins M, Gulliksson H. Armazenamento de plaquetas em soluções aditivas: efeitos do magnésio e/ou potássio. Transfusion 2002 Jan;42(1):76-80.

Perrotta PL, Perrotta CL, Snyder EL. Atividade apoptótica em plaquetas humanas armazenadas. Transfusion2003 Apr;43(4):526-35.

Wadhawan V, Karim ZA, Mukhopadhyay S, Gupta R, Dikshit M, Dash D. O armazenamento de plaquetas em condições in vitro está associado a lesões do tipo apoptose dependentes do cálcio e a uma nova reorganização do citoesqueleto das plaquetas. Arch.Biochem.Biophys. 2004 Feb 15;422(2):183-90.

Stepanian A, Ribba AS, Lavergne JM, Fressinaud E, Juhan-Vague I, Mazurier C, Girma JP, Meyer D. Uma nova mutação, S1285F, na ansa A1 do fator de von Willebrand induz uma alteração conformacional na ansa A1 com ligação anormal à GPIb plaquetária e à botrocetina, causando a doença de von Willebrand tipo 2M. Br.J.Haematol. 2003 Feb;120(4):643-51.

Jkstra-Tiekstra MJ, Pietersz RN, Hendriks EC, Reesink HW, Huijgens PC. Incrementos de PLT in vivo após transfusões de concentrados de PLT com redução de leucócitos armazenados até 7 dias. Transfusion 2004 Mar;44(3):330-6.

Hogge DE, Thompson BW, Schiffer CA. Armazenamento de plaquetas durante 7 dias em sacos de sangue de segunda geração. Transfusion 1986 Mar;26(2):131-5.

Akkerman JW, Gorter G, Soons H, Holmsen H. Estreita correlação entre as respostas das plaquetas e a carga de energia do adenilato durante a depleção transitória de substrato. Biochim.Biophys.Ata 1983Oct 4;760(1):34-41.

Badlou BA, Ijseldijk MJ, Smid WM, Akkerman JW. Preservação prolongada de plaquetas através de supressão metabólica transitória. Transfusion 2005 Feb;45(2):214-22.

Mohammadi T, Pietersz RN, Scholtalbers LA, Vandenbroucke-Grauls CM, Savelkoul PH, Reesink HW. Tempo ótimo de amostragem após a preparação de concentrados de plaquetas para deteção de contaminação bacteriana por reação em cadeia da polimerase quantitativa em tempo real. Vox Sang. 2005 Nov;89(4):208-14.

Mohammadi T, Pietersz RN, Vandenbroucke-Grauls CM, Savelkoul PH, Reesink HW. Deteção de bactérias em concentrados de plaquetas: comparação entre a reação em cadeia da polimerase 16S rDNA em tempo real de largo alcance e a cultura automatizada. Transfusion 2005 May;45(5):731-6.

Murphy S. Platelets from pooled buffy coats: an update. Transfusion 2005 Apr;45(4):634-9.

Eigenthaler M, Nolte C, Halbrugge M, Walter U. Concentração e regulação de nucleótidos cíclicos, proteínas cinases dependentes de nucleótidos cíclicos e um dos seus principais substratos em plaquetas humanas. Estimativa da taxa de fosforilação de proteínas reguladas por AMPc e GMPc em células intactas. Eur.J.Biochem. 1992 Apr 15;205(2):471-81.

Leopold LH, Berger MS, Feingold J. Toxicidades agudas e a longo prazo associadas à terapêutica com gemtuzumab ozogamicin (Mylotarg) da leucemia mieloide aguda. Clin.Lymphoma 2002 Mar;2 Suppl 1:S29-34.:S29-S34.

Yamanaka M, Eda S, Beppu M. As cadeias de hidratos de carbono e a fosfatidilserina funcionam sucessivamente como sinais para a remoção de células apoptóticas. Biochem.Biophys.Res.Commun. 2005 Mar4;328(1):273-80.

Sobel BE. Effects of glycemic control and other determinants on vascular disease in type 2 diabetes. Am.J.Med. 2002 Oct 28;113 Suppl 6A:12S-22S.:12S-22S.

Nieuwenhuis HK, Akkerman JW, Sixma JJ. Os doentes com um tempo de hemorragia prolongado e testes de agregação normais podem ter uma deficiência do pool de armazenamento: estudos em cento e seis doentes. Blood 1987 Sep;70(3):620-3.

Leytin V, Freedman J. Platelet apoptosis in stored platelet concentrates and other models. Transfus.Apheresis.Sci. 2003 Jun;28(3):285-95.

Munro J, Booth A, Nicholl J. Routine preoperative testing: a systematic review of the evidence (Testes pré-operatórios de rotina: uma revisão sistemática das provas). Health Technol.Assess. 1997;1(12):i-iv.

Gurney D, Lip GY, Blann AD. Um marcador plasmático fiável da ativação plaquetária: existe? Am.J.Hematol. 2002 Jun;70(2):139-44.

Li J, Xia Y, Bertino AM, Coburn JP, Kuter DJ. O mecanismo de apoptose em plaquetas humanas durante o armazenamento. Transfusion 2000 Nov;40(11):1320-9.

Solum NO. Expressão de pró-coagulantes em plaquetas e defeitos que levam a distúrbios clínicos. Arterioscler.Thromb.Vasc.Biol. 1999 Dec;19(12):2841-6.

Leytin V, Allen DJ, Gwozdz A, Garvey B, Freedman J. Role of platelet surface glycoprotein Ibalpha and P-selectin in the clearance of transfused platelet concentrates. Transfusion 2004Oct;44(10):1487-95.

Michelson AD, Barnard MR, Khuri SF, Rohrer MJ, Macgregor H, Valeri CR. The effects of aspirin and hypothermia on platelet function in vivo. Br.J.Haematol. 1999 Jan;104(1):64-8.

Jkstra-Tiekstra MJ, Pietersz RN, Huijgens PC. Correlação entre a extensão da ativação plaquetária em concentrados de plaquetas e parâmetros in vitro e in vivo. Vox Sang. 2004 Nov;87(4):257-63.

Brown SB, Clarke MC, Magowan L, Sanderson H, Savill J. Constitutive death of platelets leading to scavenger recetor-mediated phagocytosis. Um programa de eliminação de células independente de caspase. J.Biol.Chem. 2000 Feb 25;275(8):5987-96.

Fadok VA, Savill JS, Haslett C, Bratton DL, Doherty DE, Campbell PA, Henson PM. Different populations of macrophages use either the vitronectin recetor or the phosphatidylserine recetor to recognize and remove apoptotic cells. J.Immunol. 1992 Dec 15;149(12):4029-35.

Kovacsovics TJ, Hartwig JH. A centralização da GPIb-IX induzida pela trombina na superfície das plaquetas requer a montagem da actina e a ativação da miosina II. Blood 1996 Jan 15;87(2):618-29.

Canobbio I, Balduini C, Torti M. Signalling through the platelet glycoprotein Ib-V-IX complex. Cell Signal. 2004 Dec;16(12):1329-44.

Hartwig JH. Mecanismos de rearranjos de actina que medeiam a ativação das plaquetas. J.Cell Biol. 1992 Sep;118(6):1421-42.

Lopez I, Duprez V, Melle J, Dreyfus F, Levy-Toledano S, Fontenay-Roupie M. Thrombopoietin stimulates cortactin translocation to the cytoskeleton independently of tyrosine phosphorylation. Biochem.J. 2001 Jun 15;356(Pt 3):875-81.

Gulliksson H. Definição das condições óptimas de armazenamento para o armazenamento a longo prazo de plaquetas. Transfus.Med.Rev. 2003;17:209-215.

Hoffmeister KM, Josefsson EC, Isaac NA et al. Glycosylation restores survival of chilled blood platelets. Science 2003;301:1531-1534.

Brecher ME, Hay SN, Rothenberg SJ. Monitorização da contaminação bacteriana de plaquetas por aférese com um sistema automatizado de cultura líquida: uma experiência universitária. Transfusion 2003;43:974-978.

Fijnheer R, Modderman PW, Veldman H et al. Deteção da ativação plaquetária com anticorpos monoclonais e citometria de fluxo. Alterações durante o armazenamento de plaquetas. Transfusion 1990;30:20-25.

de Korte D, Gouwerok CW, Fijnheer R, Pietersz RN, Roos D. Depleção de nucleótidos de grânulos densos durante o armazenamento de plaquetas humanas. Thromb.Haemost. 1990;63:275-278.

Wagner S. Sepsis bacteriana relacionada com a transfusão. Curr.Opin.Hematol. 1997;4:464-469.

Yuasa T, Ohto H, Suzuki A, Shishido F. Novos meios sintéticos com redução de plasma, cocktails de Fukushima, para o armazenamento de plaquetas para transfusão. Transfus.Sci. 2000;23:37-46.

Dormann D, Clemetson KJ, Kehrel BE. O local de ligação da GPIb à trombina é essencial para a atividade pró-coagulante das plaquetas induzida pela trombina. Sangue 2000;96:2469-2478.

Wildt-Eggen J, Gulliksson H. Comparação in vivo e in vitro de plaquetas armazenadas em meios sintéticos ou em plasma. Vox Sang. 2003;84:256-264.

Gulliksson H, AuBuchon JP, Cardigan R et al. Storage of platelets in additive solutions: a multicentre study of the in vitro effects of potassium & magnesium. Vox Sang.2003;85:199-

205.
Norol F, Bierling P, Roudot-Thoraval F et al. Platelet transfusion: a dose-response study. Sangue 1998;92:1448-1453.
Hoffmeister KM, Falet H, Toker A et al. Mechanisms of cold-induced platelet actin assembly. J.Biol.Chem. 2001;276:24751-24759.
Hoffmeister KM, Felbinger TW, Falet H et al. The clearance mechanism of chilled blood platelets. Cell 2003;112:87-97.
Murphy S. Radiolabeling of PLTs to assess viability: a proposal for a standard. Transfusão 2004;44:131-133.
Berger G, Hartwell DW, Wagner DD. P-Selectina e depuração plaquetária. Sangue 1998;92:4446-4452.
Sikora L, Rao SP, Sriramarao P. Selectin-dependent rolling and adhesion of leukocytes in nicotine-exposed microvessels of lung allografts. Am.J.Physiol Lung Cell Mol.Physiol 2003;285:L654-L663.
Tait JF, Smith C, Wood BL. Medição da exposição de fosfatidilserina em leucócitos e plaquetas por FACS de sangue total com anexina V. Blood Cells Mol.Dis. 1999;25:271-278.
Holme S, Sweeney JD, Sawyer S, Elfath MD. A expressão da p-selectina durante a recolha, processamento e armazenamento de concentrados de plaquetas: relação com a perda de viabilidade in vivo. Transfusion 1997;37:12-17.
Cetin M, Eser B, Er O et al. Effects of DMSO on platelet functions and P-selectin expression during storage. Transfus.Apheresis Sci. 2001;24:261-267.
Tablin F, Wolkers WF, Walker NJ et al. Reorganização da membrana durante o arrefecimento: implicações para a estabilização a longo prazo das plaquetas. Cryobiology 2001;43:114-123.
Gao DY, Neff K, Xiao HY et al. Desenvolvimento de técnicas óptimas para a criopreservação de plaquetas humanas. I. Ativação das plaquetas durante o armazenamento a frio (a 22 e 8 graus C) e a criopreservação. Cryobiology 1999;38:225-235.
Tablin F, Walker NJ, Klein SD, Field CL, Crowe JH. Modelos animais para estudos sobre a ativação plaquetária induzida pelo frio em seres humanos. J.Lab Clin.Med. 2000;135:339-346.
Verhoeven AJ, Mommersteeg ME, Akkerman JW. Estudos comparativos sobre a energia das respostas plaquetárias induzidas por diferentes agonistas. Biochem.J. 1986;236:879-887.
Akkerman JW, Gorter G. Relação entre a produção de energia e o metabolismo dos nucleótidos de adenina nas plaquetas sanguíneas humanas. Biochim.Biophys.Acta 1980;590:107-116.
Verhoeven AJ, Mommersteeg ME, Akkerman JW. Cinética do consumo de energia em plaquetas humanas com regeneração de ATP bloqueada. Int.J.Biochem. 1986;18:985-990.
Verhoeven AJ, Mommersteeg ME, Akkerman JW. Contribuição equilibrada do pool de adenilato glicolítico e no fornecimento de energia metabólica nas plaquetas. J.Biol.Chem. 1985;260:2621-2624.
Huizinga EG, Tsuji S, Romijn RA et al. Estruturas da glicoproteína Ibalpha e do seu complexo com o domínio A1 do fator von Willebrand. Science 2002;297:1176-1179.
Prior C, Chu V, Holt J et al. Produção e caraterização funcional de um fragmento recombinante do fator de von Willebrand (vWF): um antagonista do recetor plaquetário GP Ib. Biotechnology (N.Y.) 1992;10:66-73.
van Scharrenburg GJ, Puijk WC, Egmond MR, de Haas GH, Slotboom AJ. Semissíntese da fosfolipase A2. Preparação e propriedades da fosfolipase A2 pancreática bovina com arginina-6. Biochemistry 1981;20:1584-1591.
Akkerman JW, Gorter G. Relação entre a produção de energia e o metabolismo dos nucleótidos de adenina nas plaquetas sanguíneas humanas. Biochim.Biophys.Acta 1980;590:107-116.
Verhoeven AJ, Mommersteeg ME, Akkerman JW. Estudos comparativos sobre a energia das respostas plaquetárias induzidas por diferentes agonistas. Biochem.J. 1986;236:879-887.
Tibbles HE, Navara CS, Hupke MA, Vassilev AO, Uckun FM. A trombopoietina induz a p-selectina
Rinder HM, Bonan JL, Rinder CS, Ault KA, Smith BR. Dynamics of leukocyte-platelet adhesion in whole blood (Dinâmica da adesão leucócito-plaqueta no sangue total). Blood 1991 Oct 1;78(7):1730-7.
Berger G, Hartwell DW, Wagner DD. P-Selectin and platelet clearance. Blood 1998 Dec1; 92(11):4446-52.
Brown SB, Clarke MC, Magowan L, Sanderson H, Savill J. Constitutive death of platelets

leading to scavenger recetor-mediated phagocytosis. Um programa de eliminação de células independente de caspase. J.Biol.Chem. 2000 Feb 25;275(8):5987-96.

Stuart MC, Bevers EM, Comfurius P, Zwaal RF, Reutelingsperger CP, Frederik PM. Deteção ultra-estrutural de fosfatidilserina exposta à superfície em plaquetas sanguíneas activadas. Thromb.Haemost. 1995 Oct;74(4):1145-51.

Watala C, Waczulikova I, Wieclawska B, Rozalski M, Gresner P, Gwozdzinski K, Mateasik A, Sikurova L. Merocyanine 540 as a fluorescent probe of altered membrane phospholipid asymmetry in activated whole blood platelets. Cytometry 2002 Nov 1;49(3):119-33.

Hoffmann PR, deCathelineau AM, Ogden CA, Leverrier Y, Bratton DL, Daleke DL, Ridley AJ, Fadok VA, Henson PM. Phosphatidylserine (PS) induces PS recetor-mediated macropinocytosis and promotes clearance of apoptotic cells. J.Cell Biol. 2001 Nov 12;155(4):649-59.

Elias M, Heethuis A, Weggemans M, Bom V, Blom N, McShine RL, Halie MR, Smit Sibinga CT. Estabilização de concentrados de plaquetas padrão e minimização da lesão de armazenamento de plaquetas por um análogo de prostaciclina. Ann.Hematol. 1992 Jun;64(6):292-8.

Oury C, Sticker E, Cornelissen H, De VR, Vermylen J, Hoylaerts MF. ATP augments von Willebrand fator-dependent shear-induced platelet aggregation through Ca2+-calmodulin and myosin light chain kinase activation. J.Biol.Chem. 2004 Jun 18;279(25):26266-73.

Verhoeven AJ, Mommersteeg ME, Akkerman JW. Cinética do consumo de energia em plaquetas humanas com regeneração de ATP bloqueada. Int.J.Biochem. 1986;18(11):985-90.

Solum NO. Expressão de pró-coagulantes em plaquetas e defeitos que levam a distúrbios clínicos. Arterioscler.Thromb.Vasc.Biol. 1999 Dec;19(12):2841-6.

Andrews RK, Berndt MC. Fisiologia das plaquetas: no sangue frio. Curr.Biol. 2003 Apr 1;13(7):R282- R284.

Winokur R, Hartwig JH. Mecanismo de mudança de forma em plaquetas humanas refrigeradas. Blood 1995 Apr 1;85(7):1796-804.

Hoffmeister KM, Falet H, Toker A, Barkalow KL, Stossel TP, Hartwig JH. Mechanisms of cold-duced platelet actin assembly (Mecanismos de montagem da actina plaquetária induzida pelo frio). J.Biol.Chem. 2001 Jul 6;276(27):24751-9.

Hoffmeister KM, Felbinger TW, Falet H, Denis CV, Bergmeier W, Mayadas TN, von Andrian UH, Wagner DD, Stossel TP, Hartwig JH. The clearance mechanism of chilled blood platelets. Cell 2003 Jan 10;112(1):87-97.

Andrews RK, Gardiner EE, Shen Y, Whisstock JC, Berndt MC. Glycoprotein Ib-IX-V. Int.J.Biochem.Cell Biol. 2003 Aug;35(8):1170-4.

Huizinga EG, Tsuji S, Romijn RA, Schiphorst ME, de Groot PG, Sixma JJ, Gros P. Structures of glycoprotein Ibalpha and its complex with von Willebrand fator A1 domain. Science 2002 Aug 16;297(5584):1176-9.

Andrews RK, Lopez JA, Berndt MC. Mecanismos moleculares de adesão plaquetária e ativação. Int.J.Biochem.Cell Biol. 1997 Jan;29(1):91-105.

Kovacsovics TJ, Hartwig JH. A centralização da GPIb-IX induzida pela trombina na superfície das plaquetas requer a montagem da actina e a ativação da miosina II. Blood 1996 Jan 15;87(2):618-29.

Wu YP, Vink T, Schiphorst M, van Zanten GH, Ijsseldijk MJ, de Groot PG, Sixma JJ. A formação de trombos de plaquetas no colagénio a altas taxas de cisalhamento é mediada pela interação entre o fator de von Willebrand e a glicoproteína Ib e inibida pela interação entre o fator de von Willebrand e a glicoproteína IIb/IIIa. Arterioscler.Thromb.Vasc.Biol. 2000 Jun;20(6):1661-7.

Hoffmeister KM, Josefsson EC, Isaac NA, Clausen H, Hartwig JH, Stossel TP. Glycosylation restores survival of chilled blood platelets. Science 2003Sep12;301(5639):1531-4.

Akkerman JW, Gorter G. Relationship between energy production and adenine nucleotide metabolism in human blood platelets (Relação entre a produção de energia e o metabolismo dos nucleótidos de adenina nas plaquetas sanguíneas humanas). Biochim.Biophys.Ata 1980 Mar 7;590(1):107-16.

Josefsson EC, Gebhard HH, Stossel TP, Hartwig JH, Hoffmeister KM. O domínio da lectina alfaM da integrina alfaM dos macrófagos medeia a fagocitose de plaquetas refrigeradas. J.Biol.Chem. 2005 May 6;280(18):18025-32.

Badlou BA, Ijseldijk MJ, Smid WM, Akkerman JW. Preservação prolongada de plaquetas por supressão metabólica transitória. Transfusion 2005 Feb;45(2):214-22.

Tibbles HE, Navara CS, Hupke MA, Vassilev AO, Uckun FM. Thrombopoietin induces p-selectin expression on platelets and subsequent platelet/leukocyte interactions. Biochem.Biophys.Res.Commun. 2002 Apr 12;292(4):987-91.

Grynkiewicz G, Poenie M, Tsien RY. Uma nova geração de indicadores de Ca2+ com propriedades de fluorescência muito melhoradas. J.Biol.Chem. 1985 Mar 25;260(6):3440-50.

Wu YP, Bloemendal HJ, Voest EE, Logtenberg T, de Groot PG, Gebbink MF, de Boer HC. A vitronectina incorporada na fibrina está envolvida na adesão das plaquetas e na formação de trombos através de interações homotípicas com a vitronectina associada às plaquetas. Blood 2004 Aug 15;104(4):1034-41.

Caron A, Theoret JF, Mousa SA, Merhi Y. Anti-platelet effects of GPIIb/IIIa and P-selectin antagonism, platelet activation, and binding to neutrophils. J.Cardiovasc.Pharmacol. 2002 Aug;40(2):296-306.

Gutensohn K, Geidel K, Brockmann M, Siemensen M, Krueger W, Kroeger N, Kuehnl P. Binding of activated platelets to WBCs in vivo after transfusion. Transfusion 2002 Oct;42(10):1373-80.

Leytin V, Allen DJ, Gwozdz A, Garvey B, Freedman J. Role of platelet surface glycoprotein Ibalpha and P-selectin in the clearance of transfused platelet concentrates. Transfusion 2004 Oct;44(10):1487-95.

Fadok VA, Henson PM. Apoptose: dar uma ajuda ao reconhecimento da fosfatidilserina - com uma reviravolta. Curr.Biol. 2003 Aug;13(16):R655-R657.

Fijnheer R, Modderman PW, Veldman H, Ouwehand WH, Nieuwenhuis HK, Roos D, de Korte D. Deteção da ativação plaquetária com anticorpos monoclonais e citometria de fluxo. Alterações durante o armazenamento de plaquetas. Transfusion 1990 Jan;30(1):20-5.

Monks J, Rosner D, Geske FJ, Lehman L, Hanson L, Neville MC, Fadok VA. Epithelial cells as phagocytes: apoptotic epithelial cells are engulfed by mammary alveolar epithelial cells and repress inflammatory mediator release. Cell Death.Differ. 2005 Feb;12(2):107-14.

Langer F, Ingersoll SB, Amirkhosravi A, Meyer T, Siddiqui FA, Ahmad S, Walker JM, Amaya M, Desai H, Francis JL. The role of CD40 in CD40L- and antibody-mediated platelet activation. Thromb.Haemost. 2005 Jun;93(6):1137-46.

Merten M, Thiagarajan P. P-selectin in arterial thrombosis. Z.Kardiol. 2004Nov;93(11):855- 63.

Vandendries ER, Furie BC, Furie B. Role of P-selectin and PSGL-1 in coagulation and thrombosis. Thromb.Haemost. 2004 Sep;92(3):459-66.

del Conde, I, Nabi F, Tonda R, Thiagarajan P, Lopez JA, Kleiman NS. Effect of P- selectin on phosphatidylserine exposure and surface-dependent thrombin generation on monocytes. Arterioscler.Thromb.Vasc.Biol. 2005 May;25(5):1065-70.

del Conde, I, Shrimpton CN, Thiagarajan P, Lopez JA. Tissue fator-bearing microvesicles arise from lipid rafts and fuse with activated platelets to initiate coagulation. Blood 2005 Mar 1;.

Savill J, Smith J, Sarraf C, Ren Y, Abbott F, Rees A. Glomerular mesangial cells and inflammatory macrophages ingest neutrophils undergoing apoptosis. Kidney Int. 1992 Oct;42(4):924-36.

Oka K, Sawamura T, Kikuta K, Itokawa S, Kume N, Kita T, Masaki T. O recetor 1 da lipoproteína de baixa densidade oxidada do tipo lectina medeia a fagocitose de células envelhecidas/apoptóticas em células endoteliais. Proc.Natl.Acad.Sci.U.S.A 1998 Aug 4;95(16):9535-40.

Tait JF, Smith C. Phosphatidylserine receptors: role of CD36 in binding of anionic phospholipid vesicles to monocytic cells. J.Biol.Chem. 1999 Jan 29;274(5):3048-54.

Linton MF, Fazio S. Macrophages, inflammation, and atherosclerosis (Macrófagos, inflamação e aterosclerose). Int.J.Obes.Relat Metab Disord. 2003 Dec;27 Suppl 3:S35-40.:S35-S40.

Park JB. A fagocitose induz a formação de superóxido e a apoptose em macrófagos. Exp.Mol.Med. 2003 Oct 31;35(5):325-35.

Sumita C, Yamane M, Matsuda T, Maeda M, Nariai T, Fujio Y, Azuma J. O fator de ativação das plaquetas induz a reorganização do citoesqueleto através da via da família Rho nos macrófagos THP-1. FEBS Lett. 2005 Jul 18;579(18):4038-42.

Haslam RJ, Coorssen JR. Evidência de que a ativação da fosfolipase D pode mediar a secreção de plaquetas permeabilizadas. Adv.Exp.Med.Biol. 1993;344:149-64.:149-64.

Comfurius P, Senden JM, Tilly RH, Schroit AJ, Bevers EM, Zwaal RF. A perda da assimetria dos fosfolípidos da membrana nas plaquetas e nos glóbulos vermelhos pode estar associada à queda da membrana plasmática induzida pelo cálcio e à inibição da translocase dos aminofosfolípidos. Biochim.Biophys.Ata 1990 Jul 24;1026(2):153-60.

Perrotta PL, Perrotta CL, Snyder EL. Atividade apoptótica em plaquetas humanas armazenadas. Transfusion 2003 Apr;43(4):526-35.

Leytin V, Freedman J. Apoptose plaquetária em concentrados de plaquetas armazenados e outros modelos. Transfus.Apheresis.Sci. 2003;28:285-295.

Perrotta PL, Perrotta CL, Snyder EL. Atividade apoptótica em plaquetas humanas armazenadas. Transfusion 2003;43:526-535.

Wadhawan V, Karim ZA, Mukhopadhyay S et al. O armazenamento de plaquetas em condições in vitro está associado a lesões do tipo apoptose dependentes do cálcio e a uma nova reorganização do citoesqueleto das plaquetas. Arch.Biochem.Biophys. 2004;422:183-190.

Badlou BA, Ijseldijk MJ, Smid WM, Akkerman JW. Preservação prolongada de plaquetas por supressão metabólica transitória. Transfusão 2005;45:214-222.

Stepanian A, Ribba AS, Lavergne JM et al. Uma nova mutação, S1285F, na ansa A1 do fator de von Willebrand induz uma alteração conformacional na ansa A1 com ligação anormal à GPIb plaquetária e à botrocetina, causando a doença de von Willebrand tipo 2M. Br.J.Haematol. 2003;120:643-651.

Snyder EL, Rinder HM. Armazenamento de plaquetas - está na altura de vir do frio? N.Engl.J.Med. 2003;348:2032-2033.

Hoffmeister KM, Felbinger TW, Falet H et al. The clearance mechanism of chilled blood platelets. Cell 2003;112:87-97.

Kawasaki T, Fujimura Y, Usami Y et al. Sequência completa de aminoácidos e identificação do local de ligação da glicoproteína Ib plaquetária da GPIb-BP da jararaca, uma proteína de veneno de cobra isolada da Bothrops jararaca. J.Biol.Chem. 1996;271:10635-10639.

Hartwig JH. Mecanismos de rearranjos de actina que medeiam a ativação das plaquetas. J.Cell Biol.1992;118:1421-1442.

Omokawa S, Notoya T, Kumagai M et al. Estado da recolha de plaquetas e da transfusão de plaquetas. Ther.Apher. 2001;5:17-21.

Andrews RK, Gardiner EE, Shen Y, Whisstock JC, Berndt MC. Glicoproteína Ib-IX-V. Int.J.Biochem.Cell Biol. 2003;35:1170-1174.

Canobbio I, Balduini C, Torti M. Signaling through the platelet glycoprotein Ib-V-IX complex. Cell Signal. 2004;16:1329-1344.

Huizinga EG, Tsuji S, Romijn RA et al. Estruturas da glicoproteína Ibalpha e do seu complexo com o domínio A1 do fator von Willebrand. Science 2002;297:1176-1179.

Chou CF, Omary MB. A paragem mitótica com agentes anti-microtúbulos ou ácido ocadaico está associada ao aumento do GlcNAc terminal da glicoproteína. J.Cell Sci. 1994;107:1833-1843.

Wu YP, Vink T, Schiphorst M et al. A formação de trombos de plaquetas no colagénio a altas taxas de cisalhamento é mediada pela interação entre o fator de von Willebrand e a glicoproteína Ib e inibida pela interação entre o fator de von Willebrand e a glicoproteína IIb/IIIa. Arterioscler.Thromb.Vasc.Biol. 2000;20:1661-1667.

Blann AD, Lip GY, Fijnheer R. Significance of soluble P-selectin, von Willebrand fator, and other adhesion molecules in hypercholesterolemia and peripheral artery disease. Circulation 1999;99:2478-2479.

Adelman B, Michelson AD, Greenberg J, Handin RI. A proteólise da glicoproteína Ib plaquetária pela plasmina é facilitada pelas regiões de ligação à lisina da plasmina. Sangue 1986;68:1280-1284.

Baglia FA, Shrimpton CN, Emsley J et al. O Fator XI interage com as repetições ricas em leucina da glicoproteína Ibalpha na plaqueta activada. J.Biol.Chem. 2004;%19;279:49323-49329.

Barnard MR, Macgregor H, Ragno G et al. Plaquetas frescas, conservadas em líquido e criopreservadas: receptores de superfície adesiva e atividade procoagulante da membrana. Transfusão 1999;39:880-888.

Dormann D, Clemetson KJ, Kehrel BE. O local de ligação da GPIb à trombina é essencial para a atividade pró-coagulante das plaquetas induzida pela trombina. Sangue 2000;96:2469-2478.

Bergmeier W, Burger PC, Piffath CL et al. Os inibidores da metaloproteinase melhoram a recuperação e a função hemostática das plaquetas de ratinho envelhecidas ou lesionadas in vitro. Blood 2003;102:4229-4235.

Fox JE. Shedding of adhesion receptors from the surface of activated plaqulets. Blood Coagul. Fibrinólise 1994;5:291-304.

Cauwenberghs N, Vanhoorelbeke K, Vauterin S et al. Epitope mapping of inhibitory antibodies against platelet glycoprotein Ibalpha reveals interaction between the leucine-rich repeat N-terminal and C-terminal flanking domains of glycoprotein Ibalpha. Sangue 2001;98:652-660.

Deckmyn H, Cauwenberghs N, Wu D, Depraetere H, Vanhoorelbeke K. Desenvolvimento de anticorpos que interferem com o eixo colagénio-VWF-GPIb como novos antitrombóticos. Verh.K.Acad.Geneeskd.Belg. 2005;67:55-65.

Holme S, Sweeney JD, Sawyer S, Elfath MD. A expressão da p-selectina durante a recolha, processamento e armazenamento de concentrados de plaquetas: relação com a perda de viabilidade in vivo. Transfusion 1997 Jan;37(1):12-7.

Gurney D, Lip GY, Blann AD. Um marcador plasmático fiável da ativação plaquetária: existe? Am.J.Hematol. 2002 Jun;70(2):139-44.

Gutensohn K, Geidel K, Brockmann M, Siemensen M, Krueger W, Kroeger N, Kuehnl P. Binding of activated platelets to WBCs in vivo after transfusion. Transfusion 2002 Oct;42(10):1373-80.

Stepanian A, Ribba AS, Lavergne JM, Fressinaud E, Juhan-Vague I, Mazurier C, Girma JP, Meyer D. Uma nova mutação, S1285F, na ansa A1 do fator de von Willebrand induz uma alteração conformacional na ansa A1 com ligação anormal à GPIb plaquetária e à botrocetina, causando a doença de von Willebrand tipo 2M. Br.J.Haematol. 2003 Feb;120(4):643-51.

Leytin V, Freedman J. Platelet apoptosis in stored platelet concentrates and other models. Transfus.Apheresis.Sci. 2003 Jun;28(3):285-95.

Leytin V, Allen DJ, Gwozdz A, Garvey B, Freedman J. Role of platelet surface glycoprotein Ibalpha and P-selectin in the clearance of transfused platelet concentrates. Transfusion 2004 Oct;44(10):1487-95.

Rinder HM, Snyder EL, Bonan JL, Napychank PA, Malkus H, Smith BR. Activation in stored platelet concentrates: correlation between membrane expression of P-selectin, glycoprotein IIb/IIIa, and beta-thromboglobulin release. Transfusion 1993 Jan;33(1):25-9.

Danese S, Fiocchi C. A ativação plaquetária e a via do ligando CD40/CD40: mecanismos e implicações para a doença humana. Crit Rev.Immunol. 2005;25(2):103-21.

Buensuceso C, de Virgilio M, Shattil SJ. Deteção de agrupamento de integrina alfa IIbbeta 3 em células vivas. J.Biol.Chem. 2003 Apr 25;278(17):15217-24.

Caron A, Theoret JF, Mousa SA, Merhi Y. Efeitos antiplaquetários do antagonismo da GPIIb/IIIa e da selectina P, ativação plaquetária e ligação aos neutrófilos. J. Cardiovasc. Pharmacol. 2002 Aug;40(2):296-306.

Leven RM, Gonnella PA, Reeber MJ, Nachmias VT. Platelet shape change and cytoskeletal assembly: effects of pH and monovalent cation ionophores. Thromb.Haemost. 1983 Jun 28;49(3):230-4.

Kunicki TJ, Tuccelli M, Becker GA, Aster RH. Um estudo das variáveis que afectam a qualidade das plaquetas armazenadas à temperatura ambiente. Transfusion 1975 Sep;15(5):414-21.

Sturk A, Burt LM, Hakvoort T, ten Cate JW, Crawford N. The effect of storage on platelet morphology (O efeito do armazenamento na morfologia das plaquetas). Transfusion 1982 Mar;22(2):115-20.

Maurer-Spurej E, Pfeiler G, Maurer N, Lindner H, Glatter O, Devine DV. A temperatura ambiente ativa as plaquetas sanguíneas humanas. Lab Invest 2001 Apr;81(4):581-92.

Nachmias VT. Mudança de forma de plaquetas e megacariócitos: alterações desencadeadas no citoesqueleto. Semin.Hematol. 1983 Oct;20(4):261-81.

Mohri H, Asakura Y, Fukushima J, Kawamoto S, Okubo T, Okuda K. O péptido sintético do motivo de consenso da ansa V3 com uma potente atividade anti-VIH inibe a interação vWF-GPIb mediada pela ristocetina. Peptides 1997;18(9):1289-93.

Kovacsovics TJ, Hartwig JH. A centralização da GPIb-IX induzida pela trombina na superfície das plaquetas requer a montagem da actina e a ativação da miosina II. Blood 1996 Jan 15;87(2):618-29.

de Korte D, Gouwerok CW, Fijnheer R, Pietersz RN, Roos D. Depleção de nucleótidos de grânulos densos durante o armazenamento de plaquetas humanas. Thromb.Haemost. 1990 Apr 12;63(2):275-8.

Bergmeier W, Rabie T, Strehl A, Piffath CL, Prostredna M, Wagner DD, Nieswandt B. GPVI down-regulation in murine platelets through metalloproteinase-dependent shedding. Thromb.Haemost. 2004 May;91(5):951-8.

Clemetson KJ. Complexo GPIb-V-IX de plaquetas. Thromb.Haemost. 1997 Jul;78(1):266-70.

Fernandes LS, Conde ID, Wayne SC, Kansas GS, Snapp KR, Bennet N, Ballantyne C, McIntire LV, O'Brian SE, Klem JA, et al. Formação do complexo plaquetas-monócitos: efeito do bloqueio do PSGL-1 isolado e em combinação com alfaIIbbeta3 e alfaMbeta2, no stenting coronário. Thromb.Res. 2003;111(3):171-7.

Olas B, Wachowicz B, Holmsen H, Fukami MH. O resveratrol inibe o metabolismo dos polifosfoinositídeos nas plaquetas activadas. Biochim.Biophys.Ata 2005 Aug 15;1714(2):125-33.

jkstra-Tiekstra MJ, Pietersz RN, Huijgens PC. Correlação entre a extensão da ativação plaquetária em concentrados de plaquetas e parâmetros in vitro e in vivo. Vox Sang. 2004Nov;87(4):257-63.

Cetin M, Eser B, Er O, Unal A, Kilic E, Patiroglu T, Coskun HS, Altinbas M, Arslan D, Ilhan O. Effects of DMSO on platelet functions and P-selectin expression during storage. Transfus.Apheresis Sci. 2001 Jun;24(3):261-7.

Rinder HM, Snyder EL, Tracey JB, Dincecco D, Wang C, Baril L, Rinder CS, Smith BR. Reversibility of severe metabolic stress in stored platelets after in vitro plasma rescue or in vivo transfusion: restoration of secretory function and maintenance of platelet survival. Transfusion 2003 Sep;43(9):1230-7.

Van Der Meer PF, Gulliksson H, AuBuchon JP, Prowse C, Richter E, de Wildt-Eggen J. Interrupção da agitação de concentrados de plaquetas: efeitos nos parâmetros in vitro. Vox Sang. 2005 May;88(4):227-34.

Yardimci TU. O efeito do choque osmótico no transporte da membrana plaquetária. Haematologica 1980 Aug;65(4):516-22.

Dumont LJ, VandenBroeke T. Seven-day storage of apheresis platelets: report of an in vitro study. Transfusion 2003 Feb;43(2):143-50.

Hogge DE, Thompson BW, Schiffer CA. Armazenamento de plaquetas durante 7 dias em sacos de sangue de segunda geração. Transfusion 1986 Mar;26(2):131-5.

Wallvik J, Akerblom O. The platelet storage capability of different plastic containers (A capacidade de armazenamento de plaquetas de diferentes recipientes de plástico). Vox Sang. 1990;58(1):40-4.

Fijnheer R, Modderman PW, Veldman H, Ouwehand WH, Nieuwenhuis HK, Roos D, de Korte D. Deteção da ativação plaquetária com anticorpos monoclonais e citometria de fluxo. Alterações durante o armazenamento de plaquetas. Transfusion 1990 Jan;30(1):20-5.

Rinder HM, Snyder EL. Ativação do concentrado de plaquetas durante a preparação e armazenamento. Blood Cells 1992;18(3):445-56.

Wildt-Eggen J, Schrijver JG, Bins M, Gulliksson H. Armazenamento de plaquetas em soluções aditivas: efeitos do magnésio e/ou potássio. Transfusion 2002 Jan;42(1):76-80.

Brown SB, Clarke MC, Magowan L, Sanderson H, Savill J. Constitutive death of platelets leading to scavenger recetor-mediated phagocytosis. Um programa de eliminação de células independente de caspase. J.Biol.Chem. 2000 Feb 25;275(8):5987-96.

Li J, Xia Y, Bertino AM, Coburn JP, Kuter DJ. O mecanismo de apoptose em plaquetas humanas durante o armazenamento. Transfusion 2000 Nov;40(11):1320-9.

Perrotta PL, Perrotta CL, Snyder EL. Atividade apoptótica em plaquetas humanas armazenadas. Transfusion 2003 Apr;43(4):526-35.

Rand ML, Wang H, Bang KW, Poon KS, Packham MA, Freedman J. Procoagulant surface exposure and apoptosis in rabbit platelets: association with shortened survival and steady-state senescence. J.Thromb.Haemost. 2004 Apr;2(4):651-9.

Seghatchian J, Krailadsiri P. Platelet storage lesion and apoptosis: are they relacionados? Transfus.Apheresis.Sci. 2001 Feb;24(1):103-5.

Solum NO. Expressão de pró-coagulantes em plaquetas e defeitos que levam a distúrbios. Arterioscler.Thromb.Vasc.Biol. 1999 Dec;19(12):2841-6.

Wadhawan V, Karim ZA, Mukhopadhyay S, Gupta R, Dikshit M, Dash D. O armazenamento de plaquetas em condições in vitro está associado a lesões do tipo apoptose dependentes do cálcio e a uma nova reorganização do citoesqueleto das plaquetas. Arch.Biochem.Biophys. 2004 Feb 15;422(2):183-90.

Barnard MR, Macgregor H, Ragno G, Pivacek LE, Khuri SF, Michelson AD, Valeri CR. Plaquetas frescas, conservadas em líquido e criopreservadas: receptores de superfície adesiva e atividade procoagulante da membrana. Transfusion 1999 Aug;39(8):880-8.

Barnard MR, Macgregor H, Mercier R, Ragno G, Pivacek LE, Hechtman HB, Michelson AD, Valeri CR. Platelet surface p-selectin, platelet-granulocyte heterotypic aggregates, and plasma-soluble p-selectin during plateletpheresis. Transfusion 1999 Jul;39(7):735-41.

Bergmeier W, Burger PC, Piffath CL, Hoffmeister KM, Hartwig JH, Nieswandt B, Wagner DD. Os inibidores da metaloproteinase melhoram a recuperação e a função hemostática das plaquetas de ratinho envelhecidas ou lesionadas in vitro. Blood 2003 Dec 1;102(12):4229-35.

Badlou BA, Ijseldijk MJ, Smid WM, Akkerman JW. Preservação prolongada de plaquetas por supressão metabólica transitória. Transfusion 2005 Feb;45(2):214-22.

Josefsson EC, Gebhard HH, Stossel TP, Hartwig JH, Hoffmeister KM. O domínio da lectina alfaM da integrina alfaM dos macrófagos medeia a fagocitose de plaquetas refrigeradas. J.Biol.Chem. 2005 May 6;280(18):18025-32.

Hoffmeister KM, Felbinger TW, Falet H, Denis CV, Bergmeier W, Mayadas TN, von Andrian UH, Wagner DD, Stossel TP, Hartwig JH. The clearance mechanism of chilled blood platelets. Cell 2003 Jan 10;112(1):87-97.

Badlou BA, Wu YP, Smid WM, Akkerman JW. Platelet binding and phagocytosis by macrophages. Transfusion. 2006 Aug;46(8):1432-43.

Badlou BA, Wu YP, Spierenburg G, Smid WM, Akkerman JW. Papel da glicoproteína Ibalpha na fagocitose de plaquetas por macrófagos. Transfusion 2006 Dec:46;12, 2090-99

Berger G, Hartwell DW, Wagner DD. P-Selectin and platelet clearance. Blood 1998 Dec 1;92(11):4446-52.

Badlou BA, Wu YP, Smid WM, Akkerman JW: Regulação da fagocitose de plaquetas por macrófagos. Transfusion 2006.

Muta T, Yamazaki S, Eto A, Motoyama M, Takeshige K. IkappaB-zeta, uma nova proteína nuclear anti-inflamatória induzida por lipopolissacarídeo, é um regulador negativo do fator nuclear-kappaB. J.Endotoxin.Res. 2003;9:187-191.

Byrd CM, Hruby DE. Desenvolvimento de um sistema de ensaio de clivagem in vitro para examinar a atividade da cisteína proteinase I7L do vírus da vaccinia. Virol.J. 2005;2:63.:63.

Bello CA, Hermogenes AL, Magalhaes A et al. Isolamento e caraterização bioquímica de uma proteinase fibrinolítica do veneno da serpente Bothrops leucurus (jararaca de cauda branca). Biochimie 2006;88:189-200.

Josefsson EC, Gebhard HH, Stossel TP, Hartwig JH, Hoffmeister KM. O domínio da lectina alfaM da integrina alfaM dos macrófagos medeia a fagocitose de plaquetas refrigeradas. J.Biol.Chem. 2005;280:18025-18032.

Fernandes LS, Conde ID, Wayne SC et al. Formação do complexo plaquetas-monócitos: efeito do bloqueio do PSGL-1 isolado e em combinação com alfaIIbbeta3 e alfaMbeta2, na colocação de stent coronário. Thromb.Res. 2003;111:171-177.

Berger G, Hartwell DW, Wagner DD. P-Selectina e depuração plaquetária. Sangue 1998;92:4446-4452.

Whiss PA, Andersson RG, Srinivas U. Kinetics of platelet P-selectin mobilization: concurrent surface expression and release induced by thrombin or PMA, and inhibition by the NO donor SNAP. Cell Adhes.Commun. 1998;6:289-300.

Krishnamurthi S, Joseph S, Kakkar VV. Effect of phorbol 12-myristate 13-acetate (PMA) on agonist-induced arachidonate release and 5-hydroxytryptamine secretion in human platelets. Dependência dos efeitos do tipo de agonista e do tempo de incubação com PMA. Biochim.Biophys.Acta 1987;927:429-436.

Chen R, Liang N. Cytoskeletal changes in platelets induced by thrombin and phorbol myristate acetate (PMA). Cell Biol.Int. 1998;22:429-435.

Cauwenberghs N, Meiring M, Vauterin S et al. Antithrombotic effect of platelet glycoprotein Ib- blocking antibody Fab fragments in nonhuman primates. Arterioscler.Thromb.Vasc.Biol. 2000;20:1347-53.

nas plaquetas e subsequentes interações plaquetas/leucócitos. Biochem.Biophys.Res.Commun.

2002;292:987-991.

Sixma JJ, de Groot PG, van Zanten H, IJsseldijk M. Uma nova câmara de perfusão para detetar adesão de plaquetas utilizando um pequeno volume de sangue. Thromb.Res. 1998;92:S43-S46.

Remijn JA, Wu YP, Ijsseldijk MJ et al. A ausência de fibrinogénio na afibrinogenemia resulta em trombos grandes mas pouco compactados em condições de fluxo. Thromb.Haemost. 2001;85:736-742.

Akkerman JW, Gorter G, Schrama L, Holmsen H. Uma nova técnica para a determinação rápida do consumo de energia nas plaquetas. Demonstração de diferentes consumos de energia associados a três respostas secretoras. Biochem.J. 1983;210:145-155.

Mondoro TH, Vostal JG. As temperaturas frias reduzem a sensibilidade das plaquetas armazenadas aos agentes desagregantes. Platelets. 2002;13:11-20.

Falati S, Liu Q, Gross P et al. Accumulation of tissue fator into developing thrombi in vivo is dependent on microparticle P-selectin glycoprotein ligand 1 and platelet P-selectin. J.Exp.Med. 2003;197:1585-1598.

Wu Y, Asazuma N, Satoh K et al. A interação entre o fator de von Willebrand e a glicoproteína Ib ativa a Src quinase nas plaquetas humanas: papel da fosfoinositídeo 3-quinase. Sangue 2003;101:3469-3476.

Adelman B, Michelson AD, Greenberg J, Handin RI. A proteólise da glicoproteína Ib plaquetária pela plasmina é facilitada pelas regiões de ligação à lisina da plasmina. Sangue 1986;68:1280-1284.

Wu YP, Vink T, Schiphorst M et al. A formação de trombos de plaquetas no colagénio a altas taxas de cisalhamento é mediada pela interação entre o fator de von Willebrand e a glicoproteína Ib e inibida pela interação entre o fator de von Willebrand e a glicoproteína IIb/IIIa. Arterioscler.Thromb.Vasc.Biol. 2000;20:1661-1667.

Winokur R, Hartwig JH. Mecanismo de mudança de forma em plaquetas humanas refrigeradas. Sangue 1995;85:1796-1804.

Vostal JG, Shulman NR. Vinculin is a major platelet protein that undergoes Ca(2+)- dependent tyrosine phosphorylation. Biochem.J. 1993;294:675-680.

Connor J, Currie LM, Allan H, Livesey SA. Recuperação da atividade funcional in vitro de concentrados de plaquetas armazenados a 4 graus C e tratados com efectores de segundo mensageiro. Transfusion 1996;36:691-698.

Blajchman MA. Contaminação e proliferação bacteriana durante o armazenamento de produtos sanguíneos celulares. Vox Sang. 1998;74 Suppl 2:155-9.:155-9.

Brecher ME, Hay SN, Rothenberg SJ. Monitorização da contaminação bacteriana das plaquetas de aférese com um sistema automatizado de cultura líquida: uma experiência universitária. Transfusion 2003 Jul;43(7):974-8.

Gulliksson H. Defining the optimal storage conditions for the long-term storage of platelets. Transfus.Med.Rev. 2003 Jul;17(3):209-15.

Snyder EL, Rinder HM. Armazenamento de plaquetas - está na altura de vir do frio? N.Engl.J.Med. 2003 May 15;348(20):2032-3.

Rinder HM, Snyder EL. Ativação do concentrado de plaquetas durante a preparação e armazenamento. Blood Cells 1992;18(3):445-56.

Fijnheer R, Modderman PW, Veldman H, Ouwehand WH, Nieuwenhuis HK, Roos D, de Korte D. Deteção da ativação plaquetária com anticorpos monoclonais e citometria de fluxo. Alterações durante o armazenamento de plaquetas. Transfusion 1990 Jan;30(1):20-5.

Leytin V, Freedman J. Platelet apoptosis in stored platelet concentrates and other models. Transfus.Apheresis.Sci. 2003 Jun;28(3):285-95.

Wadhawan V, Karim ZA, Mukhopadhyay S, Gupta R, Dikshit M, Dash D. O armazenamento de plaquetas em condições in vitro está associado a lesões do tipo apoptose dependentes do cálcio e a uma nova reorganização do citoesqueleto das plaquetas. Arch.Biochem.Biophys. 2004 Feb 15;422(2):183-90.

Bertolini F, Murphy S, Rebulla P, Sirchia G. Papel do acetato durante o armazenamento de plaquetas num meio sintético. Transfusion 1992 Feb;32(2):152-6.

de Korte D, Gouwerok CW, Fijnheer R, Pietersz RN, Roos D. Depleção de nucleótidos de grânulos densos durante o armazenamento de plaquetas humanas. Thromb.Haemost. 1990 Apr 12;63(2):275-8.

Gulliksson H, AuBuchon JP, Cardigan R, Van Der Meer PF, Murphy S, Prowse C, Richter E,

Ringwald J, Smacchia C, Slichter S, et al. Armazenamento de plaquetas em soluções aditivas: um estudo multicêntrico dos efeitos in vitro do potássio e do magnésio. Vox Sang. 2003 Oct;85(3):199-205.

Hardisty RM. Distúrbios da secreção plaquetária. Baillieres Clin.Haematol. 1989 Jul;2(3):673-94.

Leytin V, Allen DJ, Gwozdz A, Garvey B, Freedman J. Role of platelet surface glycoprotein Ibalpha and P-selectin in the clearance of transfused platelet concentrates. Transfusion 2004Oct;44(10):1487-95.

Badlou BA, Ijseldijk MJ, Smid WM, Akkerman JW. Preservação prolongada de plaquetas por supressão metabólica transitória. Transfusion 2005 Feb;45(2):214-22.

Josefsson EC, Gebhard HH, Stossel TP, Hartwig JH, Hoffmeister KM. O domínio da lectina alfaM da integrina alfaM dos macrófagos medeia a fagocitose de plaquetas refrigeradas. J.Biol.Chem. 2005 May 6;280(18):18025-32.

Hoffmeister KM, Felbinger TW, Falet H, Denis CV, Bergmeier W, Mayadas TN, von Andrian UH, Wagner DD, Stossel TP, Hartwig JH. The clearance mechanism of chilled blood platelets. Cell 2003 Jan 10;112(1):87-97.

Cetin M, Eser B, Er O, Unal A, Kilic E, Patiroglu T, Coskun HS, Altinbas M, Arslan D, Ilhan O. Effects of DMSO on platelet functions and P-selectin expression during storage. Transfus.Apheresis Sci. 2001 Jun;24(3):261-7.

Holme S, Sweeney JD, Sawyer S, Elfath MD. A expressão da p-selectina durante a recolha, processamento e armazenamento de concentrados de plaquetas: relação com a perda de viabilidade in vivo. Transfusion 1997 Jan;37(1):12-7.

Wildt-Eggen J, Schrijver JG, Bins M, Gulliksson H. Armazenamento de plaquetas em soluções aditivas: efeitos do magnésio e/ou potássio. Transfusion 2002 Jan;42(1):76-80.

Hogge DE, Thompson BW, Schiffer CA. Armazenamento de plaquetas durante 7 dias em sacos de sangue de segunda geração. Transfusion 1986 Mar;26(2):131-5.

Verhoeven AJ, van Oostrum IE, van Haarlem H, Akkerman JW. Metabolismo energético comprometido em plaquetas de pacientes com síndrome de Wiskott-Aldrich. Thromb.Haemost. 1989 Feb 28;61(1):10-4.

van Scharrenburg GJ, Puijk WC, Egmond MR, de Haas GH, Slotboom AJ. Semissíntese da fosfolipase A2. Preparação e propriedades da fosfolipase A2 pancreática bovina com arginina-6. Biochemistry 1981 Mar 17;20(6):1584-91.

Pietersz RN, Van Der Meer PF, Steneker I, Hinloopen B, Dekker WJ, van Zanten AP, Reesink HW. Preparação de concentrados de plaquetas leucodepletadas a partir de buffy coats agrupados: filtração pré-armazenamento com Autostop BC. Vox Sang. 1999;76(4):231-6.

Gulliksson H, Sallander S, Pedajas I, Christenson M, Wiechel B. Armazenamento de plaquetas em soluções aditivas: um novo método de armazenamento utilizando solução de cloreto de sódio. Transfusion 1992 Jun;32(5):435-40.

Pietersz RN, de KD, Reesink HW, van den EA, Dekker WJ, Roos D. Preparação de concentrados de plaquetas pobres em leucócitos a partir de camadas leucocitárias. III. Efeito da contaminação de leucócitos nas condições de armazenamento. Vox Sang. 1988;55(1):14-20.

Akkerman JW, Gorter G, Soons H, Holmsen H. Estreita correlação entre as respostas das plaquetas e a carga de energia do adenilato durante a depleção transitória de substrato. Biochim.Biophys.Ata 1983 Oct 4;760(1):34-41.

Tsvetkova NM, Walker NJ, Crowe JH, Field CL, Shi Y, Tablin F. A separação da fase lipídica está correlacionada com a ativação das plaquetas durante o arrefecimento. Mol.Membr.Biol. 2000 Oct;17(4):209-18.

Tsvetkova NM, Crowe JH, Walker NJ, Crowe LM, Oliver AE, Wolkers WF, Tablin F. Physical properties of membrane fractions isolated from human platelets: implications for chilling induced platelet activation. Mol.Membr.Biol. 1999 Jul;16(3):265-72.

Tablin F, Walker NJ, Klein SD, Field CL, Crowe JH. Modelos animais para estudos sobre a ativação plaquetária induzida pelo frio em seres humanos. J.Lab Clin.Med.2000:135(4):339-46.

Tablin F, Oliver AE, Walker NJ, Crowe LM, Crowe JH. Transição de fase da membrana de plaquetas humanas intactas: correlação com a ativação induzida pelo frio. J.Cell Physiol 1996 Aug;168(2):305-13.

Hoffmeister KM, Falet H, Toker A, Barkalow KL, Stossel TP, Hartwig JH. Mechanisms of cold-duced platelet actin assembly (Mecanismos de montagem da actina plaquetária induzida pelo frio). J.Biol.Chem. 2001 Jul 6;276(27):24751-9.

Winokur R, Hartwig JH. Mecanismo de alteração da forma das plaquetas humanas arrefecidas. Blood 1995 Apr1;85(7):1796-804.

Mondoro TH, Vostal JG. As temperaturas frias reduzem a sensibilidade de plaquetas a agentes desagregadores. Platelets. 2002 Feb;13(1):11-20.

Badlou BA, Wu YP, Smid WM, Akkerman JW. Ligação das plaquetas e fagocitose por macrófagos Transfusion. 2006 Aug;46(8):1432-43.

Badlou BA, Wu YP, Spierenburg G, Smid WM, Akkerman JW. Papel da glicoproteína Ibalpha na fagocitose de plaquetas por macrófagos.Transfusion 2006 Dec;46(12):2090-9.Index

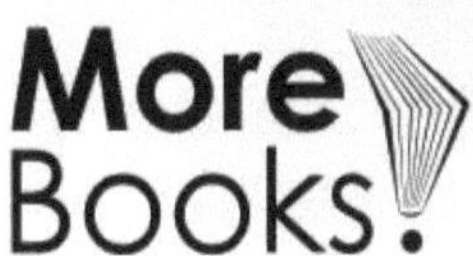

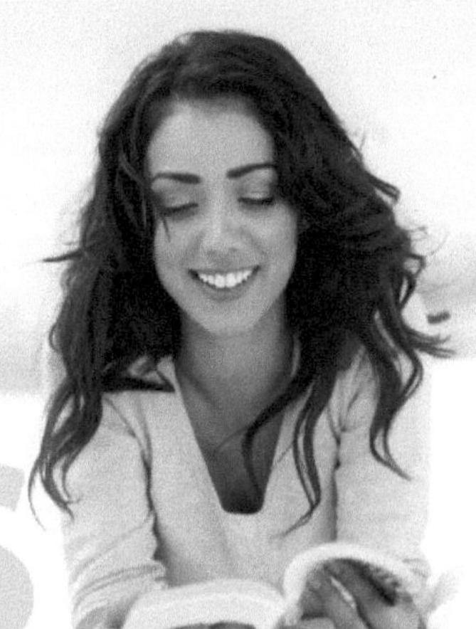

yes
I want morebooks!

Buy your books fast and straightforward online - at one of world's fastest growing online book stores! Environmentally sound due to Print-on-Demand technologies.

Buy your books online at
www.morebooks.shop

Compre os seus livros mais rápido e diretamente na internet, em uma das livrarias on-line com o maior crescimento no mundo! Produção que protege o meio ambiente através das tecnologias de impressão sob demanda.

Compre os seus livros on-line em
www.morebooks.shop

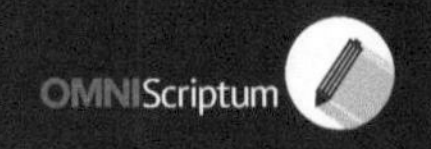

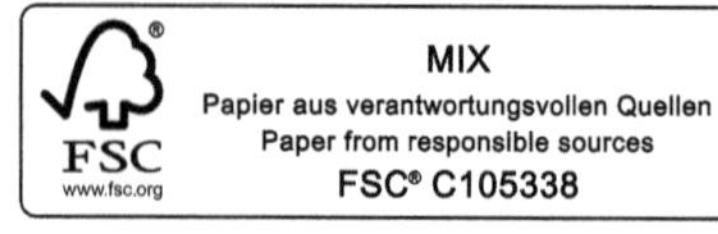

Printed by Books on Demand GmbH, Norderstedt / Germany